Kohlhammer

Die Autorin und der Autor

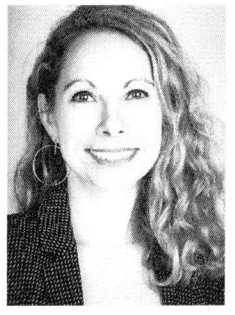

Dr. phil. Miriam Stein ist Psychologische Psychotherapeutin (KVT), Supervisorin, Selbsterfahrungsleiterin und wissenschaftliche Mitarbeiterin am Psychologischen Institut der Universität Heidelberg. Neben der Angewandten Improvisation beschäftigt sie sich mit der therapeutischen Beziehungsgestaltung, dem Coaching und der Entwicklung und Implementierung von E-Mental-Health-Systemen. Sie setzt die Angewandte Improvisation seit 2014 in der Weiterbildung von Psychotherapeut*innen und Ärzt*innen sowie in der ambulanten psychotherapeutischen Behandlung ein.

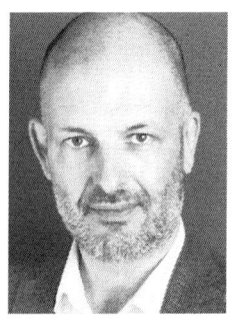

Prof. Dr. med. Knut Schnell, Facharzt für Psychiatrie und Psychotherapie (TP), ist Ärztlicher Direktor des Asklepios Fachklinikums Göttingen, Leiter der Arbeitsgruppe Translationale Psychotherapieforschung an der Universitätsmedizin Göttingen und CBASP-Therapeut und -Trainer. Mithilfe der funktionellen Bildgebung hat er u. a. die neuronalen Grundlagen sozialer Kognition untersucht. Seit 2013 setzt er die Angewandte Improvisation in der stationären Behandlung von Patient*innen und der psychotherapeutischen Weiterbildung ein.

Miriam Stein
Knut Schnell

Angewandte Improvisation in der Psychotherapie

Persönliche und soziale Kompetenzen spielerisch fördern

Verlag W. Kohlhammer

Dieses Werk einschließlich aller seiner Teile ist urheberrechtlich geschützt. Jede Verwendung außerhalb der engen Grenzen des Urheberrechts ist ohne Zustimmung des Verlags unzulässig und strafbar. Das gilt insbesondere für Vervielfältigungen, Übersetzungen, Mikroverfilmungen und für die Einspeicherung und Verarbeitung in elektronischen Systemen.

Pharmakologische Daten, d. h. u. a. Angaben von Medikamenten, ihren Dosierungen und Applikationen, verändern sich fortlaufend durch klinische Erfahrung, pharmakologische Forschung und Änderung von Produktionsverfahren. Verlag und Autoren haben große Sorgfalt darauf gelegt, dass alle in diesem Buch gemachten Angaben dem derzeitigen Wissensstand entsprechen. Da jedoch die Medizin als Wissenschaft ständig im Fluss ist, da menschliche Irrtümer und Druckfehler nie völlig auszuschließen sind, können Verlag und Autoren hierfür jedoch keine Gewähr und Haftung übernehmen. Jeder Benutzer ist daher dringend angehalten, die gemachten Angaben, insbesondere in Hinsicht auf Arzneimittelnamen, enthaltene Wirkstoffe, spezifische Anwendungsbereiche und Dosierungen anhand des Medikamentenbeipackzettels und der entsprechenden Fachinformationen zu überprüfen und in eigener Verantwortung im Bereich der Patientenversorgung zu handeln. Aufgrund der Auswahl häufig angewendeter Arzneimittel besteht kein Anspruch auf Vollständigkeit.

Die Wiedergabe von Warenbezeichnungen, Handelsnamen und sonstigen Kennzeichen in diesem Buch berechtigt nicht zu der Annahme, dass diese von jedermann frei benutzt werden dürfen. Vielmehr kann es sich auch dann um eingetragene Warenzeichen oder sonstige geschützte Kennzeichen handeln, wenn sie nicht eigens als solche gekennzeichnet sind.

Es konnten nicht alle Rechtsinhaber von Abbildungen ermittelt werden. Sollte dem Verlag gegenüber der Nachweis der Rechtsinhaberschaft geführt werden, wird das branchenübliche Honorar nachträglich gezahlt.

Dieses Werk enthält Hinweise/Links zu externen Websites Dritter, auf deren Inhalt der Verlag keinen Einfluss hat und die der Haftung der jeweiligen Seitenanbieter oder -betreiber unterliegen. Zum Zeitpunkt der Verlinkung wurden die externen Websites auf mögliche Rechtsverstöße überprüft und dabei keine Rechtsverletzung festgestellt. Ohne konkrete Hinweise auf eine solche Rechtsverletzung ist eine permanente inhaltliche Kontrolle der verlinkten Seiten nicht zumutbar. Sollten jedoch Rechtsverletzungen bekannt werden, werden die betroffenen externen Links soweit möglich unverzüglich entfernt.

1. Auflage 2024

Alle Rechte vorbehalten
© W. Kohlhammer GmbH, Stuttgart
Gesamtherstellung: W. Kohlhammer GmbH, Heßbrühlstr. 69, 70565 Stuttgart
produktsicherheit@kohlhammer.de

Print:
ISBN 978-3-17-043979-5

E-Book-Formate:
pdf: ISBN 978-3-17-043980-1
epub: ISBN 978-3-17-043981-8

Inhalt

Vorwort   **9**

Die Motivation   9
Ursprung und Verwendung der Übungen   11

1 Einleitung: 5, 4, 3, 2, 1 – los!   **13**

1.1 Angewandte Improvisation als Schnittstelle zwischen Improvisation und Psychotherapie   13
1.2 Hinweise zur Anwendung   14
1.3 Übersicht über die Kapitel   15

2 Kurze Einführung in die Angewandte Improvisation (AI)   **17**

2.1 Improvisationstheater   17
2.1.1 Der Wunsch nach Kontrolle und das Improvisieren   17
2.1.2 Entstehung des heutigen Improvisationstheaters   18
2.2 Anwendung als Training   19
2.2.1 Die Prinzipien des Improvisationstheaters   19
2.2.2 Übertragung der Prinzipien   20
2.2.3 Die Bedeutung des Spielens   21
2.2.4 Merkmale des Trainings mit AI   23
2.2.5 Die AI im klinischen Kontext   24
2.2.6 Die AI in der Psychotherapie   25
2.2.7 Lernen im Spiel: Der Spiel-Reflexions-Psychoedukations-Zyklus   25

2.2.8	Abgrenzung zum Psychodrama	27
2.2.9	Abgrenzung zu Trainings sozialer Kompetenzen	27
3	**Das SPACE-Modell**	**29**
3.1	Persönliche und soziale Kompetenzen	29
3.2	SPACE als Spiel- und Simulationsraum	31
3.3	Der Interaktionsraum der Psychotherapie und der Improvisation	34
3.3.1	Die Dimensionen des interpersonellen Raums	36
3.3.2	Das Spiel als therapeutischer und diagnostischer Raum	38
4	**Die Domänen des SPACE-Modells**	**41**
4.1	Überblick über das Modell	41
4.2	Status	41
4.2.1	Bedeutung von Status für die Improvisation	41
4.2.2	Psychologische, neurobiologische und klinische Grundlagen von Status	44
4.2.3	Psychopathologie und Psychoedukation	54
4.2.4	Beispiel-Übungen für Patient*innen	59
4.2.5	Selbsterfahrung und Training für Psychotherapeut*innen	59
4.3	Präsenz	64
4.3.1	Bedeutung von Präsenz für die Improvisation	64
4.3.2	Psychologische, neurobiologische und klinische Grundlagen von Präsenz	66
4.3.3	Psychopathologie und Psychoedukation	77
4.3.4	Beispiel-Übungen für Patient*innen	80
4.3.5	Selbsterfahrung und Training für Psychotherapeut*innen	81

4.4	Annäherungsorientierung	83
4.4.1	Bedeutung von »Ja, und« für die Improvisation	83
4.4.2	Psychologische, neurobiologische und klinische Grundlagen von Annäherung	85
4.4.3	Psychopathologie und Psychoedukation	99
4.4.4	Beispiel-Übungen für Patient*innen	102
4.4.5	Selbsterfahrung und Training für Psychotherapeut*innen	102
4.5	Creativität	106
4.5.1	Bedeutung von Kreativität für die Improvisation	106
4.5.2	Psychologische, neurobiologische und klinische Grundlagen von Kreativität	107
4.5.3	Psychopathologie und Psychoedukation	118
4.5.4	Beispiel-Übungen für Patient*innen	119
4.5.5	Selbsterfahrung und Training für Psychotherapeut*innen	120
4.6	Empathie	123
4.6.1	Bedeutung von Empathie für die Improvisation	123
4.6.2	Psychologische, neurobiologische und klinische Grundlagen von Empathie	126
4.6.3	Psychopathologie und Psychoedukation	133
4.6.4	Beispiel-Übungen für Patient*innen	135
4.6.5	Selbsterfahrung und Training für Psychotherapeut*innen	135
5	**Spezielle klinische Anwendungen**	**138**
5.1	Zielgruppen	138
5.2	Gruppenkonzept »Mit Spaß Beziehungen gestalten« für depressive Patient*innen	140
5.2.1	Setting und Ziele	140
5.2.2	Sitzung 1: Thema »Präsenz«	143

5.2.3	Sitzung 2: Thema »Annäherung«	147
5.2.4	Sitzung 3: Thema »Status«	149
5.2.5	Sitzung 4: Thema »Kreativität«	152
5.2.6	Sitzung 5: Thema »Empathie«	154
5.2.7	Sitzung 6: Wiederholung	156
5.3	Weitere Settings und Einsatzbereiche	158
5.3.1	AI im Einzelsetting	158
5.3.2	AI in der Selbsterfahrung	160
5.3.3	AI für Teams	164
5.4	Hinweise für die Durchführung	166
5.4.1	Wie lege ich los? Voraussetzungen für Therapeut*innen	166
5.4.2	Flow versus Reflexion	168
5.4.3	Mitmachen versus zuschauen	169
5.4.4	AI versus »reale« Welt	170

6 Anwendungsmatrix — **172**

Danksagung — **177**

Literatur — **179**

Zusatzmaterial zum Download — **191**

Vorwort

Die Motivation

Vor vielen Jahren habe ich (MS) Knut einen Workshop im Improvisationstheater geschenkt mit den Worten: »Das soll ein Hobby sein! Mach bloß nichts Berufliches draus!« Das hat prima funktioniert, allerdings nur für wenige Wochen, dann wurde die erste »Impro-Gruppe« auf der von ihm geleiteten Station für chronisch depressive Patient*innen ins Leben gerufen. Unter dem damals für uns noch neuen Improvisationsprinzip »Ja, und« arbeiteten wir daraufhin zusammen an der theoretischen Einbettung und expliziten Nutzbarmachung der spielerischen Übungen für Patient*innen und Therapeut*innen, indem wir die Prinzipien und Übungen in psychologische Modelle übersetzten. Im Laufe der Zeit begannen wir zudem, einzelne Übungen experimentell auch in der Weiterbildung von Psychotherapeut*innen zum Thema therapeutische Beziehungsgestaltung einzusetzen.

Beim Wechsel in eine andere Klinik etablierten wir als nächsten Schritt eine regelmäßig stattfindende Trainingsgruppe, die für alle Mitarbeiter*innen der Klinik offenstand, während der Arbeitszeit stattfand und von der Ärztekammer als Fortbildung anerkannt war. Dieses Training stellte gleichzeitig die Basis für das Anleiten von mittlerweile manualisierten Patient*innengruppen dar.

Aus den positiven Erfahrungen in der gemeinsamen Improvisation mit Patient*innen und Therapeut*innen und den Nachfragen von Workshopteilnchmer*innen entstand der Plan, die neu entstehenden Möglichkeiten für möglichst viele Kolleg*innen in einer Klinik verfügbar zu machen. Wir haben uns daher vor vier Jahren dazu entschieden, die existierenden Übungen, die wir bis dahin in Therapiegruppen vor allem in der Arbeit mit depressiven Patient*innen genutzt hatten, auf Karteikarten zu ordnen und für unsere Kolleg*innen in Form einer kleinen Box verfügbar zu machen.

Die Idee, ein System zu schaffen, um Improvisation in der Psychotherapie anzuwenden, erzeugt im ersten Moment ein Fehlersignal: systematisieren und improvisieren – wie kann das zusammenpassen?

Tatsächlich greift sowohl die musikalische wie auch die szenische Improvisation auf solche Elemente bzw. Sammlungen zurück. Im Jazz werden Improvisationen durch den Bezug auf Standards des »Real Book« (McWain, 2015) unterstützt. Im Improvisationstheater kann auf allgemeine erzählerische Grundstrukturen wie z. B. die »Heldenreise« (Campbell, 2008) zurückgegriffen werden. Zudem existieren Standardwerke, etwa von Viola Spolin oder Keith Johnstone (Johnstone, 2010; Spolin, 1999), deren grundlegende Spielformate und Übungen von der Improgemeinschaft kontinuierlich weitergegeben und weiterentwickelt werden.

In der praktischen Umsetzung begegneten die Mitspieler*innen aus der Improgemeinschaft daher der Idee, die Übungen für die Psychotherapie zu strukturieren, mit einem großen »Ja, und« viel Neugier und Unterstützung. In der Arbeit mit Patient*innen und Kolleg*innen zeigte sich wiederum, dass Übungen aus dem Improvisationstheater sehr eindrucksvoll Konzepte psychischer Funktionen anhand eigener emotionaler Reaktionen erlebbar machen können und so ein »Aha!« erzeugen, das nicht nur für die Selbsterfahrung von Psychotherapeut*innen interessant ist.

Dieses Interesse und der Zuspruch von vielen Seiten haben uns schließlich ermutigt, für die Benutzung der ursprünglichen Kartenbox eine ausführlichere Anleitung zu schaffen, die für Anwender*innen aus verschiedenen therapeutischen Berufsgruppen unmittelbar verständlich sein sollte.

Dabei gab es für uns auch einen Konflikt zwischen einerseits der Frage: Darf man eine theoretische Konzeption therapeutischer Interventionsmethoden veröffentlichen, auch wenn empirische Befunde zu den beschriebenen Methoden erst vereinzelt vorliegen? Und andererseits der Frage: Wie soll eine Methodik überhaupt erforscht werden, solange sie nicht strukturiert beschrieben ist? Wir haben uns entschieden, das Wagnis der Theoriebildung einzugehen, um so die nächsten Schritte in ein sehr vielversprechendes Feld der Psychotherapieentwicklung zu ermöglichen.

Wir freuen uns auf die Erfahrungen und Diskussionen, die daraus entstehen.

Ursprung und Verwendung der Übungen

Unserer Erfahrung nach ist die szenische Improvisation mit einer ausgeprägten Kultur des gemeinsamen Gewinns neuer Erkenntnisse und der Wissensweitergabe verbunden. Das im Training, der Aufführungspraxis und in Experimenten mit neuen Formaten gewonnene Wissen wird in Form von Übungen und Erzählmustern zwischen den Spieler*innen weitergegeben. Dank unserer Trainer*innen, Kolleg*innen und Mitspieler*innen durften wir die Improvisation als ein großartiges, lebendiges und kontinuierliches Forschungsprojekt zur menschlichen Interaktion kennenlernen.

In diesem Sinne sollte klargestellt werden, dass die in diesem Buch dargestellten Übungen zum allergrößten Teil auf dem Erfindungsreichtum der Gemeinschaft beruhen. Wir sind unseren Trainer*innen dankbar für die Vermittlung der praktischen Erfahrung mit diesen Übungen. Auch wenn es möglich ist, das Training einfach so aus dem Buch zu beginnen, halten wir es für wichtig, dass sich Anwender*innen dieses Konzepts auch eine praktische Erfahrung mit den Methoden der Improvisation verschaffen, z. B. in Form eines Workshops. Sie werden sehen: Der damit verbundene Spaß und die neuen Erfahrungen über sich selbst lohnen sich.

Eine ärztliche Kollegin aus unserer Klinik hat dazu einmal festgestellt: »Erstaunlich. Ich lache die ganze Zeit, bekomme Fortbildungspunkte – und es verändert mich!«

Vorwort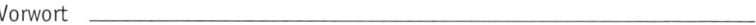

Dieses Buch ist eine Einladung zu einer Entdeckungsreise in den sozialen Spiel-Raum. Wir selbst haben die Reise vor zwölf Jahren begonnen und sind weiterhin neugierig darauf, was wir hinter der nächsten Kurve des Weges, bei der nächsten gemeinsamen Improvisation mit Patient*innen und Kolleg*innen entdecken werden.

1 Einleitung: 5, 4, 3, 2, 1 – los!

1.1 Angewandte Improvisation als Schnittstelle zwischen Improvisation und Psychotherapie

»Es verändert mich«, »Ich habe heute ganz viel über mich gelernt«, »Genau das muss ich üben, üben, üben« oder »Ich kann mich nicht erinnern, je so gelacht zu haben; sonst habe ich keinen Spaß im Leben« – Aussagen, die wir in ähnlicher Form immer wieder von Teilnehmer*innen unserer Trainings oder auch von Patient*innen hören. Was genau passiert da? Und wie können wir das, was passiert, besprechbar und begreifbar machen, um es für die Psychotherapie explizit nutzen zu können? Das sind die Fragen, auf die wir Antworten gesucht haben.

Als Psychologin und Mediziner, als Psychotherapeutin und Psychotherapeut, verstehen wir uns also nicht als die Expertin und der Experte für Improvisation an sich (die sind in der Danksagung zu finden), sondern als Expertin und Experte für die Schnittstelle zwischen Improvisation und Psychotherapie. Unser Ziel ist die Übersetzung der Prinzipien und Übungen des Improvisationstheaters in psychologische Modelle und ihre Einordnung in die Systematik der Psychotherapie und der kognitiven Neurowissenschaften. Diese Übersetzung oder Einbettung stellt die Grundlage dafür dar, die Methoden des Improvisationstheaters als *Angewandte Improvisation* für die Psychotherapie nutzbar zu machen.

1 Einleitung: 5, 4, 3, 2, 1 – los!

Dabei wollen wir zum einen zeigen, wie Therapeut*innen mit Angewandter Improvisation (im Folgenden abgekürzt: AI[1]) für die psychische Gesundheit wesentliche persönliche und soziale Kompetenzen ihrer Patient*innen fördern können – spielerisch und mit Leichtigkeit.

Zum anderen wollen wir dazu anregen, die eigene Haltung und Interaktionsmöglichkeiten als Therapeut*in mit Spaß zu reflektieren und spielerisch zu erweitern.

Sowohl Patient*innen als auch Therapeut*innen können über die AI für sich selbst neue Handlungsmöglichkeiten erschließen und persönliche Ressourcen stärken.

1.2 Hinweise zur Anwendung

Das Vorgehen ist primär diagnoseübergreifend. Da wir allerdings mit der Entwicklung im Bereich der Depression, sozialen Ängste und Zwangsstörungen begonnen haben, liegt der Schwerpunkt des Buchs auf der theoretischen Einbettung der Übungen für Patient*innen mit internalisierenden Störungen. Die Begegnung von Therapeut*innen und Patient*innen erfolgt dabei auf Augenhöhe: auch die Therapeut*innen spielen mit und zeigen sich im Spiel. Wir setzen die AI als Teil der psychotherapeutischen Behandlung ein. Das bedeutet auch, dass sie multiprofessionell von psychotherapeutischem oder medizinischem Personal durchgeführt wird, das zudem Erfahrung in AI haben sollte. Spannend und gegenseitig bereichernd ist auch die Gruppenleitung in einem Tandem aus Psychotherapeut*in und Improschauspieler*in.

---

1 Wir haben uns für diese Abkürzung entschieden, obwohl wir uns dessen bewusst sind, dass AI gemeinhin als Abkürzung für Artificial Intelligence genutzt wird. Im Jahr 2023 vielleicht eine erfrischende Verwirrung …

Die Übungen zur therapeutischen Haltung und zu Kompetenzen für Psychotherapeut*innen als Training und/oder Selbsterfahrung lassen sich prinzipiell auf die Arbeit mit allen Erkrankungsgruppen übertragen bzw. überall im therapeutischen Alltag anwenden. Einige Kolleg*innen berichteten, die Übungen auch jeweils direkt nach dem Training im privaten Kontext, etwa beim Abendessen mit der Familie, mit Spaß einzusetzen, z.B. in Form von einem Abendessen ohne Verwendung des Buchstabens »B« (und Fehler werden bejubelt).

1.3 Übersicht über die Kapitel

In Kapitel 2 wollen wir uns den Grundlagen der AI widmen und der Frage nachgehen, welche Prinzipien dem spontanen Zusammenspiel im Improvisationstheater zugrunde liegen. Darauf aufbauend gehen wir auf die Anwendung dieser Prinzipien im Kontext der Psychotherapie im Sinne der *angewandten* Improvisation ein. In Kapitel 3 stellen wir ein von uns entwickeltes Modell zur Übersetzung der Übungen und Prinzipien des Improvisationstheaters in psychologische und neurobiologische Konzepte vor, das SPACE-Modell. Das Wort SPACE bedeutet Raum und steht sowohl für den zu erweiternden individuellen Spielraum als auch als Akronym für die Domänen, die wir mit der AI fördern können: Status, Präsenz, Annäherungsorientierung, K(C)reativität und Empathie. In Kapitel 4 zeigen wir für jede dieser Domänen auf, welche Bedeutung sie für die psychische Gesundheit hat, beschreiben neurobiologische Grundlagen und legen dar, mit welchen Übungen sie trainiert werden kann – sowohl für Patient*innen als auch für Psychotherapeut*innen. Kapitel 5 gibt einen Einblick in mögliche klinische Anwendungen, ausführlicher stellen wir unser Gruppenkonzept für depressive Patient*innen vor. Abschließend folgt in Kapitel 6 eine tabellarische Übersicht über die Übungen mit Einsatzmöglichkeiten bzw. Hinweisen für verschiedene Settings.

1 Einleitung: 5, 4, 3, 2, 1 – los!

Zur Einstimmung möchten wir von einer Szene berichten, die unser Trainer Alexis Kara in einem Workshop bei Keith Johnstone erlebt hat. Johnstone leitete die Szene mit einer einzigen Anweisung ein: Hier in der Mitte des Raumes ist eine Türe. Alexis und sein Spielpartner gingen also auf die Türe zu, die sich jedoch als verschlossen entpuppte. Die beiden versuchten in der Folge, die Türe zu öffnen, leider passt keiner der Schlüssel, die sie bei sich trugen, unter der Fußmatte lag auch kein weiterer Schlüssel und keine Fernbedienung, einen Dietrich hatten sie nicht dabei, der Spruch »Sesam öffne dich« und sich dagegen zu werfen, führten auch nicht zum Erfolg. Leider ergab auch der Blick durch das Schlüsselloch keinen Hinweis darauf, was sich hinter der Türe verbarg. Johnstone beendete die Szene nach einiger Zeit und stellte die schlichte Frage: »Warum seid ihr nicht einfach durch die Türe gegangen?«

Hinter der Türe ist das Neue, das Unerwartete. Die Türe nicht zu öffnen, bedeutet Sicherheit (selbst für Improvisationsexpert*innen, wie wir an dem Beispiel sehen). Wir wollen in den folgenden Kapiteln dazu ermutigen, die Türe zu öffnen, neugierig einen Blick in den Raum dahinter zu werfen und vielleicht auch erste Schritte hineinzuwagen, um zu erleben, was dort alles möglich ist.

2 Kurze Einführung in die Angewandte Improvisation (AI)

2.1 Improvisationstheater

2.1.1 Der Wunsch nach Kontrolle und das Improvisieren

Der Wunsch nach Kontrolle und Orientierung ist ein menschliches Grundbedürfnis (Grawe, 2004, S. 230) – und die Tatsache und Erkenntnis, dass Unvorhergesehenes zu unserem Leben gehört, kann verunsichern. Die meisten von uns wollen gerne planen können, aber das Vorhersehen funktioniert nur eingeschränkt. Ständig müssen wir auf neue, unerwartete Situationen reagieren, im Alltag wie in der Psychotherapie: die Wetter-App hat den Regenguss nicht vorhergesagt und jetzt bin ich triefnass, und die Patientin erklärt, sie habe sich in der letzten Sitzung falsch verstanden gefühlt, während ich die letzte Sitzung mit einem guten Gefühl beendet hatte. Natürlich gibt es auch angenehme nicht vorhergesehene Ereignisse, und Studien zeigen, welchen positiven Effekt das Unvorhergesehene in diesem Fall auch haben kann: Nichts aktiviert unser Belohnungssystem so stark wie eine freudige Überraschung.

Wie können wir mit dieser Tatsache der mangelnden Kontrolle umgehen? Eine konstruktive Möglichkeit, dem Unvorhergesehenen zu begegnen, ist die Improvisation. Sie ermöglicht die Akzeptanz des Gegebenen und die Entwicklung von etwas Neuem, neuen Lösungen (»das ist schief gegangen – dann müssen wir jetzt wohl improvisieren«), neuen Plänen, neuen Produkten. Und wie kann man lernen, spontan reagieren zu können, zu improvisieren? Auf der Suche nach

»Regeln« für die Improvisation (das scheint ein Widerspruch in sich) wird man bei den Künsten fündig. In der Musik wird improvisiert, beim Tanz, bei Poetry Slams. Und natürlich im Improvisationstheater, worauf wir uns fokussieren möchten.

Haben Sie schon einmal eine Aufführung von einem Improvisationstheater gesehen? Da stehen z. B. zwei Personen auf der Bühne und stellen Fragen ans Publikum: »Wer sind wir?« Publikum: »Brüder!« »Kollegen!« »Wo sind wir?« Publikum: »In der Sauna!« (ein beliebter Wunsch im Publikum) »Im Supermarkt!« »Und mit welcher Emotion starten wir?« »Eifersucht!« »Verliebtheit!« »Ekel!« Und dann geht es los, das Brüderpaar schlendert durch den Supermarkt und entdeckt etwas extrem Ekliges ... Wie kann das funktionieren? Wie kann diese Szene entstehen ohne Skript, ohne Planung?

2.1.2 Entstehung des heutigen Improvisationstheaters

Das Improvisieren hat eine lange Tradition im Theater. Die Vorläufer des heutigen Improvisationstheaters findet man bereits im 16. Jahrhundert mit der Commedia dell'Arte; sie inspirierte die Entwicklung der Improvisation als Kunstform. Mitte des 18. Jahrhunderts jedoch wurde die Improvisation verboten, aufgrund der Zensur mussten alle Texte im Theater verschriftlich werden, wodurch die Beliebtheit der Commedia dell'Arte immer weiter abnahm. 1921 nahm Jacob Moreno diesen Faden wieder auf und gründete ein Stegreiftheater in Wien, wo er begann, das Psychodrama als Therapiemethode zu entwickeln, auf das wir im folgenden Abschnitt noch eingehen werden (Moreno, 1987). Eine weitere wesentliche Rolle bei der Entwicklung des heutigen Improvisationstheater hat Viola Spolin inne; sie wird auch als die »Mutter des Improvisationstheaters« in seiner heutigen Form betitelt. Spolin erlebte in den 1940er Jahren in ihrer Arbeit mit Kindern mit Migrationshintergrund, wie sich durch Spiele das soziale Verhalten verändern und die Integration fördern lassen. Sie gründete eine Schauspielschule für Kinder und übersetzte Theaterkonventionen in zahlreiche spielerische Übungen, die sogenannten Theaterspiele. Damit legte sie den Grundstein für das heutige Improvisationstheater. Ihr Sohn, Paul Sills, griff diese Methoden auf und entwickelte sie weiter. Er gründete 1955 in Chicago die erste professionelle Improvisationstheatergruppe, zudem war er Mitgründer von Second City, einer der bis heute bekanntesten Improvisationstheaterbühnen weltweit. Wesentlich geprägt wurde das heutige Improvisationstheater darüber hinaus von Keith Johnstone, der sich als Schauspiellehrer intensiv mit dem Konzept von Status beschäftigte, auch um das Schauspielspektrum seiner Schüler*innen zu erweitern (▶ Kap. 4.2).

Heute gibt es insbesondere in Deutschland zahlreiche Improvisationstheatergruppen und viele unterschiedliche Formate wie Kurzformen (Games), Langformen, Theatersport und sogar ganze improvisierte Opern. Für die AI nutzen wir ausschließlich kurze Übungen, die auf das spielerische Training der Aufmerksamkeit, der grundsätzlich annehmenden Haltung, der Fehlerfreude und der gegenseitigen Unterstützung abzielen.

2.2 Anwendung als Training

2.2.1 Die Prinzipien des Improvisationstheaters

Das Improvisationstheater bietet sowohl Prinzipien (goldene Regeln), die dieses Zusammenspiel ermöglichen, als auch eine ganze Reihe von Übungen, um diese Prinzipien zu erleben und zu trainieren.
Die Prinzipien lauten:

- Sei im Hier und Jetzt!
- Nimm alle Angebote an: »Ja, und ...« (»Yes, and ...«)!
- Sag ja zu Fehlern!
- Lass deine*n Partner*in gut aussehen!

2.2.2 Übertragung der Prinzipien

In der AI werden diese Grundsätze und Methoden aus dem Improvisationstheater aufgegriffen und in andere Bereiche wie Teamtrainings, Gesundheitsförderung oder auch auf die Psychotherapie übertragen. Das bedeutet, dass die Prinzipien des Improvisationstheaters konkret in Beziehung zur beruflichen oder auch privaten Lebensrealität gesetzt werden. Tint und Froerer definieren AI (Applied Improv) als »the use of principles, tools, practices, skills and mindsets of improvisational theater in non-theatrical settings that may result in personal development, team building, creativity, innovation, and/or meaning« (Tint & Froerer, 2014, zitiert nach Schinko-Fischli, 2018).

Schinko-Fischli fasst die Grundprinzipien der AI als Training von Skills für Coaches, Trainer*innen und Führungskräfte in folgenden Begriffen zusammen: »Aufmerksamkeit und Kontakt, nonverbale Kommunikation, Ko-Kreation, Spontaneität und Intuition, Fehlerkultur und Vertrauen« (Schinko-Fischli, 2018, S. 10). Wir bekommen hier bereits einige Hinweise, in welcher Hinsicht ein Training mit AI auch im Kontext der Psychotherapie hilfreich sein könnte. Wenn wir von unseren Trainings berichten, reagieren manche Patient*innen wie auch Kolleg*innen erstmal vorsichtig: Das sei eher nichts für sie, auf der Bühne zu stehen! Tatsächlich ist das Training mit AI kein Schauspieltraining. Vielmehr geht es darum, in einer sicheren Atmosphäre, in der Fehler erlaubt und sogar willkommen sind, zu spielen und über das Spiel neue Verhaltensweisen auszuprobieren – mit Freude. Spolin hält fest: »Everyone can act. Everyone can improvise« (Spolin, 1999, S. 3). Für die Atmosphäre in Trainingsworkshops fordert sie: »The atmosphere during the workshop sessions should always be one of pleasure and relaxation« (Spolin, 1999, S. 32).

In der AI werden Übungen (Games) genutzt, die prinzipiell auf den ursprünglichen Spielen von Spolin basieren und klare Regeln als Rahmen vorgeben, innerhalb derer sich das Spiel spontan entfalten und entwickeln kann. Hüther und Quarch beschreiben die Funktion der Spielregeln auf dem »Spielplatz« als die Gewährleistung der Sicherheit, dass ein Spiel ein Spiel bleibt: »Es muss jedem Einzelnen die Möglichkeit bieten, sich innerhalb der Spielregeln frei zu fühlen, seine kreativen Potentiale zu entfalten, seine Fähigkeiten und Fertigkeiten zu vervollkommnen, sein Wissen und Können zu erweitern, sich also spielerisch weiterzuentwickeln« (Hüther & Quarch, 2016, S. 21).

2.2.3 Die Bedeutung des Spielens

Hüther bezeichnet die Improvisation als »das totale Spiel – Spielen in Vollkommenheit« (ebd., S. 159). Um diese Aussage besser nachvollziehen zu können, werfen wir einen Blick darauf, was Spielen ausmacht.

Das Spielen ist ein altes Verhalten in der Evolution: Viele Tiere wie Raben, Schildkröten, Tintenfische, Raubtiere und Affen spielen. Wenn Menschenkinder spielen, sieht und hört man die unbändige Spielfreude – das Lachen als Ausdruck der Aktivierung positiver Valenzsysteme. Das Spiel ist intrinsisch motiviert, d.h., Lustgewinn bzw. Spaß sind der Antrieb. Beim Spielen lernen Kinder Bewegungsmuster und sie explorieren die eigenen Fähigkeiten. Die kognitiven Fähigkeiten, die Lernfähigkeit und die Kreativität werden verbessert (Heckl, 2020). Heckl: »Das Lustvolle beim Spiel mit anderen ist, dass immer wieder Situationen auftreten, auf die man sofort reagieren muss. Das Unerwartete im Spiel ist fast immer harmlos, ohne Gefahr. So kann man unbesorgt auch einmal falsch reagieren« (ebd., S. 19).

Das Spielen unterscheidet sich von anderen Handlungen insbesondere durch den inneren Anreiz der Spieltätigkeit und das Flow-Erleben (Csikszentmihalyi & Massimini, 1985) als Kern der tätigkeitsfokussierten Motivation, das dazu führt, dass die Tätigkeit weiter ausgeführt wird. Flow-Erleben zeichnet sich u.a. dadurch aus, dass man mit seiner Tätigkeit »verschmilzt«: ein Schritt geht geschmeidig in den nächsten über, die Konzentration kommt »wie von selbst« und trotz hoher Beanspruchung ist das Gefühl von Kontrolle erhalten.

2 Kurze Einführung in die Angewandte Improvisation (AI)

Die Forschung hat sich insbesondere mit dem Spiel bei Kindern beschäftigt (z. B. Oerter, 1999); an dieser Stelle möchten wir einige für unseren Kontext relevant erscheinende Aspekte herausgreifen. Das Spiel ist eine lebensnotwendige Aktivität, sie ermöglicht es, die Realität zu bewältigen. Tierkinder wie Menschenkinder zeigen Explorationsverhalten – Freude am Entdecken und Gestalten, d. h., sie probieren aus, was alles möglich ist – auf der Basis der sicheren Bindung zu den Eltern. Kindliches Spiel wird dabei nur dann als solches erlebt, wenn die Kinder ihre eigene Person neu interpretieren, sich z. B. andere Fähigkeiten oder Eigenschaften zuschreiben. So weigerten sich Kinder zwischen 3 und 7 Jahren in einer Studie, sich selbst zu spielen; das sei kein Spiel. Das heißt, die Handlung verliert den Spielcharakter, wenn man nur man selbst ist (Elkonin, 1980; Oerter, 1999). In der AI greifen wir genau dieses Spielverständnis auf und spielen Szenen, in denen die Spieler*innen in andere Rollen schlüpfen, und nicht etwa – wie in der Psychotherapie üblich – sich selbst in problematischen Situationen spielen (▶ Abb. 1).

Rolle

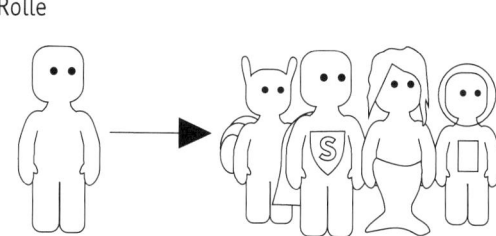

Abb. 1: Ermöglichung neuer Erfahrungen in anderen Rollen als zentrales Prinzip der AI

Über das Spiel können wir lernen, mit unerwarteten Situationen umzugehen (Spinka et al., 2001), flexibler zu reagieren, Probleme kreativ – bzw. im Miteinander kokreativ – zu lösen. Der homo ludens, der spielende Mensch, hat schon zu Beginn des 20. Jahrhunderts seinen Platz neben dem homo faber, dem schaffenden Menschen, gefunden (Huizinga, 1956). Huizinga vertritt die Auffassung, dass

»menschliche Kultur im Spiel – als Spiel – aufkommt und sich entfaltet« (ebd., S. 7). Das Spiel als kreativer Akt wird zur Basis für das Schaffen von Neuem, für Innovation. In diesem Sinne ist nach Popper auch die Wissenschaft ein Spiel (Albert, 2019).

2.2.4 Merkmale des Trainings mit AI

Das erste Ziel ist es, einen sicheren, angstfreien Raum zu schaffen, d. h. eine Gruppenatmosphäre, in der Fehler gemacht werden dürfen. Die Kultur der Fehlerfreude der AI ermöglicht es den Teilnehmer*innen, Neues auszuprobieren, eigenen spontanen Impulsen nachzugehen und damit Risiken einzugehen. Die Übungen mit ihren klaren Regeln geben dabei einen Rahmen vor, innerhalb dessen sich Spontaneität und Kreativität entfalten können. Über die Haltung des »Ja, und …«, die einerseits die Impulse des Gegenübers akzeptiert und im nächsten Schritt einen neuen Impuls hinzufügt, können neue Erfahrungen von Beziehung und Zusammenarbeit gemacht werden. Das spielerische Training fördert eine offene, neugierige Haltung – sich selbst und den anderen gegenüber. Das Spiel ermöglicht so gleichzeitig ein Gefühl von Verbundenheit und Gemeinschaft auf der einen Seite und von Freiheit und Autonomie auf der anderen Seite (Hüther & Quarch, 2016), zwei sonst oftmals nicht leicht vereinbare Bedürfnisse.

Eine Besonderheit des Trainings mit AI ist, dass dabei sehr viel gelacht wird. Das Lachen im Spiel bedeutet vor allem eines: Keine Gefahr! Das Wohlgefühl bei Erheiterung ist mit einer Aktivierung des Nucleus accumbens, dem »hedonischen Hotspot« (Heckl, 2020, S. 84), assoziiert (Mobbs et al., 2003). Ziel unseres Trainings ist es jedoch nicht, »witzig« zu sein oder sich oder andere gezielt zum Lachen zu bringen. Das Lachen und die Spielfreude entstehen ganz von selbst, wir eröffnen nur den Freiraum, in dem das Spielen möglich wird und Spielräume entdeckt werden können.

2.2.5 Die AI im klinischen Kontext

In den letzten ca. 10–15 Jahren wurde die AI auch in die Aus- und Weiterbildung im Gesundheitswesen übertragen (»medical improv«), meistens mit dem Ziel, die Kommunikation und Zusammenarbeit zu verbessern (z. B. Watson, 2011). Gao et al. identifizieren in ihrem Review mit 7 Studien drei Kernaspekte für ein Best-Practice-Trainingsdesign (Gao et al., 2019):

1. Die Durchführung im Tandem von Gesundheitsexpert*in und Improvisationsexpert*in oder von Personen mit Expertise in beiden Bereichen
2. Einführung in die Prinzipien des Improvisationstheaters und Schaffen einer sicheren Atmosphäre (durch Freiwilligkeit, Normalisierung von Unsicherheit und einem ansteigenden Schwierigkeitsgrad der Übungen)
3. Möglichkeit zur Reflexion und Übertragung der Erfahrungen auf die klinische Tätigkeit verbunden mit Debriefing-Einheiten

In den Studien zeigten sich verschiedene Lernergebnisse wie eine Verbesserung der Fähigkeit, mit unsicheren Situationen umzugehen, der Empathie, von Präsenz und aktivem Zuhören und der nonverbalen Kommunikation. Als weitere Lernerfahrungen wurden die vertrauensvolle Zusammenarbeit, das Geben und Erhalten von Feedback sowie die Selbstreflexion genannt. Letztlich berichten die Teilnehmer*innen von Stressreduktion und Selbstwertverbesserung. Gao et al. sehen in dem Einsatz von Medical Improv die Chance, klinische »Mikroskills« isoliert zu trainieren.

Katzman et al. sehen den Effekt von AI stärker in der Förderung personaler Kompetenzen: In einer kleinen Studie erhielten Assistenzärzt*innen in der Psychiatrie ein sechswöchiges Training mit AI; im Vergleich zu einer Kontrollgruppe zeigte sich eine Verbesserung des Wohlbefindens, entweder durch eine Reduktion von Burnout oder der Unsicherheitsintoleranz, eine Verbesserung der Verspieltheit (Playfulness) bzw. des Selbstmitgefühls. Die Ärzt*innen gaben dabei an, dass das Training sowohl ihre Arbeit als auch ihr Leben im Allgemeinen beeinflusst habe (Katzman et al., 2023).

2.2.6 Die AI in der Psychotherapie

Die AI explizit auch im Kontext der Psychotherapie einzusetzen, ist ein Ansatz, der zwar in der Praxis bereits in einigen Kliniken auch in Deutschland Anwendung findet, dessen großes Potential für die Psychotherapie jedoch noch wenig theoretisch konzeptualisiert ist. Eine Übersicht über die Studienlage findet sich im Kapitel »Zielgruppen« (▶ Kap. 5.1). Wir nutzen die AI in verschiedenen Anwendungsbereichen: in der Lehre im Psychologiestudium, als Training für (angehende) Psychotherapeut*innen, im Rahmen der Selbsterfahrung von Psychotherapeut*innen, als Training für multiprofessionelle Stationsteams und als Gruppentherapieangebot mit Patient*innen.

Hierfür haben wir das SPACE-Modell entwickelt, das die Erfahrungen und Trainingsinhalte konzeptionell – psychologisch, neurobiologisch und klinisch – verstehbar macht und auf dessen Grundlage auch die Entwicklung von Angeboten für verschiedene psychotherapeutische Kontexte möglich wird.

2.2.7 Lernen im Spiel: Der Spiel-Reflexions-Psychoedukations-Zyklus

Das Grundprinzip ist, Patient*innen wie auch Psychotherapeut*innen und multiprofessionelle Teams spielen zu lassen. Bei der Durchführung achten wir auf eine Balance zwischen Spielfreude bzw. Flow einerseits und der Reflexion des Erlebten und Übertragung der Erfahrungen auf den Alltag (bzw. bei Trainings für Psychotherapeut*innen auf die psychotherapeutische Haltung und konkrete Situationen in der Psychotherapie) andererseits. Wir arbeiten also mit einem Spiel-Reflexions-Psychoedukations-Zyklus (SRP-Zyklus, ▶ Abb. 2).

2 Kurze Einführung in die Angewandte Improvisation (AI)

Dieses Vorgehen entspricht den Best-Practice-Empfehlungen nach Gao et al. (Gao et al., 2019) bzw. einem leicht modifizierten erfahrungsbasierten Lernzyklus nach Kolb (Kolb, 2014).

1. Spiel: Konkrete Erfahrung in Übungen
2. Reflexion dieser Erfahrungen (Hinweise bzw. konkrete Fragen finden sich in den entsprechenden Kapiteln)
3. Psychoedukation (für Patient*innen) bzw. gemeinsame Einordnung der Erfahrung in psychologische Theorien (für Psychotherapeut*innen) anhand des von uns entwickelten SPACE-Modells
4. Weitere Übungen zur Vertiefung der Erfahrung bzw. Ausprobieren neuer Verhaltensweisen

SRP-Zyklus

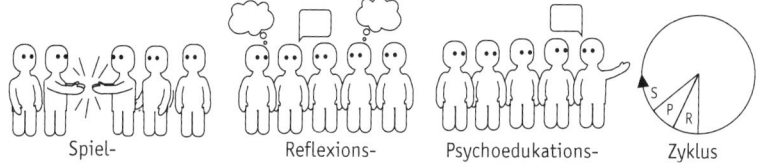

Spiel-   Reflexions-   Psychoedukations-   Zyklus

Abb. 2: SRP-Zyklus

In unserem Vorgehen verknüpfen wir das erfahrungsbasierte Lernen, das als konstruktivistischer Ansatz davon ausgeht, dass individuelle Erfahrungen die Grundlage jedes Lernprozesses bilden, mit kurzen Psychoedukations- bzw. theoretischen Einordnungssequenzen anhand des SPACE-Modells.

Zum besseren Verständnis des Trainings mit AI möchten wir dieses zunächst von zwei anderen Ansätzen – dem Psychodrama und dem Training sozialer Kompetenzen – abgrenzen.

2.2.8 Abgrenzung zum Psychodrama

Das Psychodrama als psychotherapeutische Methode wurde von Jacob Levy Moreno ab den 1920er Jahren auf der Basis seiner Arbeit in einem von ihm gegründeten Stegreiftheater entwickelt (Moreno, 1987). Sein Werk »Stegreiftheater« war auch das erste, das sich mit den dem Improvisieren zugrundeliegenden theoretischen Konzepten beschäftigte. Seine stark handlungsorientierte Therapieform sollte Personen unterstützen, sich über die eigene Spontaneität und Kreativität von starren Verhaltensmustern zu befreien. Die AI und das Psychodrama haben dabei deutliche Überschneidungen in der grundlegenden Idee, über ein Training Spontaneität und Kreativität freizulegen und damit die Lebensenergie zu fördern. Auch in der Annahme, dass der Körper die Voraussetzung darstellt, um das eigene kreative Potential nutzen zu können, ähneln sich die beiden Ansätze.

Der unseres Erachtens wesentliche Unterschied ist, dass in der AI keine Situationen aus dem realen Leben der Teilnehmer*innen gespielt werden, sondern Szenen, die so nicht Teil unserer biografischen Erinnerung sind und in dieser Art auch wahrscheinlich nie stattfinden werden. Es kann dabei sowohl um alltagsnähere Situationen gehen (z. B. eine Fahrkartenkontrolle im Zug mit einer sehr verunsicherten Zugbegleitung) als auch um zwei Tomatendosen im Supermarkt, die einen Ausflug ins Kühlregal machen. Ein weiterer Unterschied ist, dass die situative Angemessenheit der Reaktion kein Kriterium in unserem Training ist, vielmehr darf »lustvoll« gescheitert werden. Darauf aufbauend zielt die AI, so wie wir sie für die Psychotherapie konzeptualisiert haben, auf das Training weiterer Funktionsdomänen ab.

2.2.9 Abgrenzung zu Trainings sozialer Kompetenzen

Tatsächlich gibt es Überschneidungen zu den in der Praxis häufig eingesetzten Trainings sozialer Kompetenzen, insbesondere hinsichtlich der Ziele: es gilt, mögliche Verhaltensweisen spielerisch zu generieren (z. B. in den Situationstypen »um einen Gefallen bitten« versus »Recht durchsetzen« bei dem Gruppentraining nach Hinsch und Pfingsten [Hinsch & Pfingsten, 2007]). Ein zentraler Unterschied ist jedoch, dass bei den herkömmlichen Trainings die Teilnehmer*innen letztlich sich selbst in einer alltagsnahen Situation spielen. Diese Vorgabe, sich selbst in einer bereits so erlebten oder so erlebbaren Situation zu spielen, kann schnell eine Blockade auslösen und aktiviert nicht die kreativen Ressourcen, die wir in uns haben und für die Lösung von Problemen nutzen können. Während Patient*innen unserer Erfahrung nach in herkömmlichen Trainings nicht selten versuchen, Rollenspiele zu vermeiden, erleben wir mit den Übungen der AI, wieviel Spaß das Ausprobieren neuer Verhaltensweisen machen kann – wenn ich nicht mich selbst spiele, sondern etwa eine Friseurin, bei der sich eine Kundin über die falsche Haarfarbe beschwert, oder einen Bademeister, der für Ordnung sorgt. Das Training mit AI kann mit dem Konzept von Serious Gaming verglichen werden: Im Spiel werden implizit Handlungskompetenzen trainiert, indem Probleme oder Herausforderungen aus dem herkömmlichen Kontext gelöst und auf diese Weise mit Motivation und Spaß neue Verhaltensweisen ausprobiert werden können. Diese Kompetenzen können dann – in unserem Konzept auch explizit – auf den Alltag übertragen werden.

In den folgenden Kapiteln werden wir anhand des SPACE-Modells darlegen, welche persönlichen und sozialen Kompetenzen im Kontext der Psychotherapie und in der Aus- und Weiterbildung von Psychotherapeut*innen mit AI gefördert werden können. Dazu werden wir aufzeigen, welche vordefinierten psychischen Funktionsdomänen unmittelbar mit den Prinzipien des Improvisationstheaters assoziiert sind und mit welchen Übungen sie adressiert werden können.

3 Das SPACE-Modell

3.1 Persönliche und soziale Kompetenzen

Kompetenzen sind Fertigkeiten, die prinzipiell gelernt und trainiert werden können. Mit AI können wir verschiedene persönliche und soziale Kompetenzen fördern, die mit psychischer und sozialer Gesundheit sowie Lebenszufriedenheit verbunden sind. Unter persönlichen Kompetenzen werden sowohl die Bereitschaft als auch die Fähigkeiten verstanden, die erforderlich sind, um sich weiterentwickeln und das Leben eigenständig gestalten zu können (Pastoors et al., 2019). Zu den persönlichen Kompetenzen zählen unterschiedliche Fertigkeiten wie Flexibilität, Anpassungsfähigkeit, Bereitschaft zur Veränderung, auch Belastbarkeit und Resilienz, Kreativität, Emotionsregulation, Humor sowie Schlagfertigkeit (Saxena et al., 2011). Hier zeigen sich bereits Überschneidungen zu den Kompetenzen, die für soziale Interaktionen relevant sind. Die soziale Kompetenz ist nach Kanning die »Gesamtheit des Wissens, der Fähigkeiten und Fertigkeiten einer Person, welche die Qualität eigenen Sozialverhaltens [...] fördert« (Kanning, 2002, S. 155). Zu den sozialen Kompetenzen gehören Kooperationsbereitschaft, Empathie, Handlungsflexibilität, Durchsetzungsfähigkeit und selbstsicheres Auftreten, Kommunikationsfertigkeiten, Selbstaufmerksamkeit, Kontrollüberzeugung sowie Personenwahrnehmung (ebd.).

Diese Kompetenzen überschneiden sich mit den personalen und Beziehungskompetenzen, die erfolgreiche Psychotherapeut*innen auszeichnen. Für die Psychotherapie wurden in den letzten Jahren verschiedene Modelle zentraler Kompetenzbereiche entwickelt (u. a. Bundespsychotherapeutenkammer, 2008), die inzwischen auch in der Aus- und Weiterbildung von Psychotherapeut*innen berücksichtigt werden. Studien, die Fertigkeiten besonders erfolgreicher Therapeut*innen untersuchen, heben insbesondere die Kompetenz zur Gestaltung der therapeutischen Beziehung hervor (Sperry & Sperry, 2023). Als zentrale Kompetenzen werden Mentalisierung als (selbst-)reflexive Kompetenz, kommunikative Fertigkeiten (u. a. Akzeptanz, Empathie, Aufbau einer Beziehung und Umgang mit Brüchen), Flexibilität in der Gestaltung von Interaktionen sowie Emotionsregulation angeführt (Rief et al., 2021).

Die spielerischen Übungen der AI adressieren oft mehrere der genannten Kompetenzen. Um die Elemente der AI möglichst übersichtlich zu systematisieren, ordnen wir diese Übungen zunächst einzelnen Kompetenzen und diese dann folgenden übergeordneten Domänen zu: Status, Präsenz, Annäherung, Creativität und Empathie.

Die Tatsache, dass sich aus den Anfangsbuchstaben der genannten Domänen (Status, Präsenz, Annäherung, Creativität und Empathie) das Wort SPACE bilden lässt, ist daher natürlich kein Zufall, sondern das Ergebnis angewandter Improvisation. Wir sind uns bewusst, dass SPACE eigentlich kein Wort der deutschen Sprache ist und »Kreativität« normalerweise kein C enthält. In deutscher Sprache wäre SPAKE korrekt gewesen, PSAKE treffender für den didaktischen Ablauf. Da diese Akronyme allerdings poetische Minderleistungen und Hindernisse im Lernvorgang darstellen, haben wir uns didaktisch kreativ mit Fehlerfreude für SPACE entschieden.

Die SPACE-Domänen fassen jeweils Funktionen zusammen, die unserer Erwartung nach durch Gruppen von AI-Übungen gut zu beeinflussen sind. Die vorgeschlagene Einteilung orientiert sich an der Systematik psychischer Systeme der kognitiven Neurowissenschaften (Übersicht z. B. in Gazzaniga et al., 2018), einen Überblick gibt ▶ Tab. 1.

Tab. 1: Übersicht über Kompetenzen und Domänen

SPACE-Domäne	Kompetenzen	Domäne kognitive Neurowissenschaften
Status	Bewusstes, selbstsicheres Auftreten flexible Statusgestaltung Selbstwirksamkeit	Soziale Kognition Kognitive Kontrolle Emotionen
Präsenz	Exakte Wahrnehmung und Gestaltung sozialer Signale	Aufmerksamkeit Arousal Multitasking
Annäherung	Kooperation Extraversion	Bindungssystem Kognitive Kontrolle Handlungsplanung Emotionen
Creativität	Flexibilität Spontaneität Schlagfertigkeit Emotionsregulation	Kognitive Kontrolle Emotionen
Empathie	Empathie Perspektivübernahme	Motorische Spiegelung Empathie (Mentalisierung/Theory of Mind)

3.2 SPACE als Spiel- und Simulationsraum

Das Wort Space bildet unser Verständnis der AI in der Psychotherapie ab: Das Wort bedeutet Raum, Spielraum, auch Spielplatz. SPACE ist ein sozialer Simulationsraum für neue Handlungsmöglichkeiten (▶ Abb. 3). Wer ihn gefunden hat, kann ihn jederzeit und überall betreten. Im individuellen Alltag von Patient*innen und Therapeut*innen werden so spielerisch neue Perspektiven und Rollen ermöglicht. Science-Fiction-Fans denken vielleicht an das Holodeck des

Raumschiffs Enterprise, wo Crewmitglieder in anderen Rollen und Welten Lösungen für individuelle Konflikte und Spannungen im Team testen. Auch in der Psychotherapie ist die Exposition in virtueller Realität längst eine etablierte Technik. Der SPACE der AI bietet solche Möglichkeiten ganz ohne externe Hardware. Er basiert auf der Evolution des sozialen Gehirns und seiner simulativen Fähigkeiten (Dunbar, 1998) und seinen Fähigkeiten als »Beziehungsorgan« in verkörperten Interaktionen (Fuchs, 2021).

SPACE

Status
Präsenz
Annäherung
Creativität
Empathie

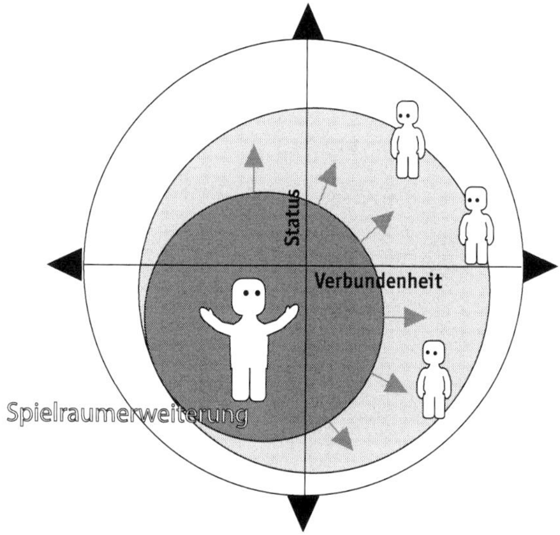

Abb. 3: SPACE als sozialer Simulationsraum

Wie bereits beschrieben, bietet das Spielen darin Sicherheit: So dramatisch, phantastisch und mitreißend die Handlung auch sein mag, letztendlich ist es das Wesen des Spiels mit seinen Regeln, dass niemand wirklich zu Schaden kommt. Die Spiele des Improvisationstheaters schaffen einen Raum, in dem wir als Erwachsene wieder in den als Kind erlebten Zustand des »Als ob« zurückkehren können, in dem wir ungeheure Kräfte oder Schnelligkeit besitzen, winzig klein oder unglaublich schwer sind. Ein Raum, in dem sich Realität und

3.2 SPACE als Spiel- und Simulationsraum

Phantasie treffen und ineinander verschwimmen. In diesem Spielraum gibt es keinen Druck, denn nur so kann sich kreatives Potential entfalten.

Es lohnt sich, die Potentiale zur Erfahrung verkörperter Interaktion in diesem sozialen Simulationsraum zu erschließen, dabei kann der Komplexitätsgrad der Übungen variiert werden: Von der Förderung elementarer Fertigkeiten wie der Achtsamkeit für die Weitergabe eines isolierten Impulses, z. B. in Form eines Klatschens, über die Spiegelung und Synchronisation ganzer Handlungssequenzen bis hin zu komplexen Interaktionen und szenischen Erzählmöglichkeiten in der Gruppe (▶ Abb. 4). Wie auf einem Spielplatz lassen sich hier eigene kindliche und erwachsene psychische Anteile in körperlicher Interaktion erleben. SPACE steht damit auch dafür, den eigenen Körper im Raum – selbstreflexiv und mit anderen – bewusst zu erleben und die Potentiale des Körpers für die eigene Spontaneität, Kreativität und Problemlösefähigkeit zu erfahren.

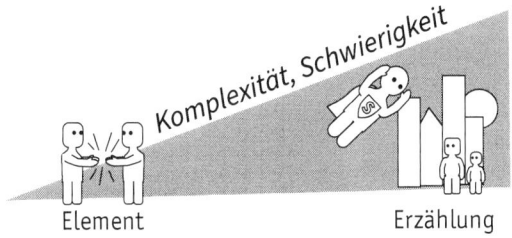

Abb. 4: Ansteigender Komplexitätsgrad der Übungen

Das alles mag auf den ersten Blick naiv klingen. So ist es auch gemeint. Der naive, unvoreingenommene Blick im Spielen eröffnet oft genug neue Erkenntnismöglichkeiten. So ist auch in der Psychotherapie die naive Perspektive der »not knowing stance« (Bateman & Fonagy, 2016) eine etablierte Haltung, die vor vorschnellen Fehlannahmen schützt und der Korrektur von Hypothesen dient.

3.3 Der Interaktionsraum der Psychotherapie und der Improvisation

Beim Nachdenken über den Titel SPACE entstand eine grundsätzliche Frage: Wie berücksichtigen die etablierten Theorien der Psychotherapie eigentlich den Raum, in dem sie stattfindet?

In der Psychoanalyse kann sich die Realität dieses Raumes in bemerkenswerter Weise wandeln. Übertragungsphänomene beruhen auf einer Verwechslung der wirklich anwesenden Personen mit einem anderen Gegenüber der biographischen Vergangenheit in einem anderen interpersonellen Raum-Zeit-Gefüge der Patient*innen: »Das Merkwürdigste ist, dass der Patient nicht dabei bleibt, den Analytiker im Lichte der Realität zu betrachten als den Helfer und Berater, [...] sondern dass er in ihm eine Wiederkehr – Reinkarnation – einer wichtigen Person aus seiner Kindheit, Vergangenheit erblickt und darum Gefühle und Reaktionen auf ihn überträgt, die sicherlich diesem Vorbild gegolten haben.« (Freud, 1982, S. 413). Diese Übertragung sollte im ursprünglich von Freud konzipierten Raum der Analyse durch eine Einschränkung des Blickkontakts zwischen Therapeut*in und Patient*in gefördert werden.

Die kognitive Verhaltenstherapie berücksichtigte die gemeinsame räumliche Anwesenheit kaum. Die Tatsache, dass Therapeut*innen als verkörperter interpersoneller Stimulus im Sinne der klassischen und operanten Konditionierung mit ihren Patient*innen im selben Raum sitzen, wurde nicht explizit operationalisiert. Erst mit den Methoden der dritten Welle wie z.B. der CBASP-Theorie (McCullough Jr, 2003) wird die therapeutische Stimulusfunktion (»Stimulus Value«) formuliert. So werden Therapeut*innen als Sicherheitssignal wirksam, indem sie eine Aufmerksamkeit für ihre individuelle persönliche Präsenz im Therapieraum entwickeln und diese auch den Patient*innen vermitteln. Durch diese Aufmerksamkeit wird es möglich, Übertragungen im Sinne einer Verwechslung mit traumatisierenden Bezugspersonen zu löschen.

3.3 Der Interaktionsraum der Psychotherapie und der Improvisation

Diese beiden psychotherapeutischen Auffassungen des interpersonellen Raums stellen offensichtlich gegensätzliche Positionen dar. Für die Psychotherapeut*innen ist es dennoch sowohl in der Arbeit mit Übertragungen als auch für ihre Löschung wichtig, die interaktionellen Impulse bzw. Reaktionen ihrer Patient*innen genau wahrzunehmen und als Angebot für die gemeinsame Arbeit anzunehmen, anstatt reflexhaft zu reagieren und so die erlernten bzw. übertragungsbedingten Erwartungen der Patient*innen zu bestätigen.

In dieser interpersonellen Aufmerksamkeit besteht eine Parallele zum Improvisationstheater, dem die oben beschriebene Haltung des wahrnehmenden und annehmenden »Ja, und« zugrunde liegt. Das »Ja« nimmt im Spiel zunächst das Angebot eines Handlungsimpulses oder einen bisher unsichtbaren Gegenstand entgegen und lässt ihn durch genaue Schilderung der eigenen Betrachtung im Bühnenraum für die Zuschauer*innen erkennbar werden. Das »und« erweitert den Gegenstand um eine neue Bedeutung oder Handlungsmöglichkeit im Raum der Bühne, die die Erzählung weiterentwickelt. Diese prototypische Sequenz der szenischen Interaktion ähnelt dem Prozess der Exploration und Validierung eines mentalen Zustands und der gemeinsamen Neuinterpretation in der Psychotherapie.

Auch die von Carl Rogers entwickelten Basisvariablen Empathie, Kongruenz und Authentizität der klientenzentrierten Therapie (Rogers, 2012) lassen sich gut mit der interaktionellen Grundhaltung in der Improvisation vergleichen. Im Therapieraum wie auf der Bühne ist es unerlässlich, jederzeit hilfsbereit die Ideen, Emotionen und Impulse der Mitspieler*innen zu bemerken, um diese zu unterstützen. Improvisationstheaterspieler*innen haben daher eine großartige Sammlung von Übungen entwickelt, um zu trainieren, wie Impulse, Ideen und Emotionen der Mitspieler*innen erkannt und weiterentwickelt werden können. Die so geförderte Aufmerksamkeit für Signale im sozialen Raum ist für Teilnehmer*innen von Improkursen und Therapiegruppen eine wertvolle Ressource. Sie hilft, Grübeln und chronische kognitive Fehlannahmen zu überwinden.

3 Das SPACE-Modell

3.3.1 Die Dimensionen des interpersonellen Raums

Physikalische Dimensionen

Zunächst zeigt die Improvisation, wie sich der soziale Raum bzw. der Bühnenraum in seinen physikalischen Dimensionen nutzen lässt: Wir sollten unsere Patient*innen ermutigen, die interaktionelle Bühne, die ihnen in alltäglichen sozialen Situationen zur Verfügung steht, als Ganzes zu erkunden. Alexis – der Improtrainer, der uns und unsere Mitarbeiter*innen im Spielen trainiert – wird nicht müde, uns bei szenischen Übungen darauf hinzuweisen: »Macht bitte keine Talking Heads!« Denn Darsteller*innen, die statisch an zwei Punkten stehen oder sitzen und ihre Geschichte nur erzählen, werden wahrscheinlich die Aufmerksamkeit ihrer Zuschauer*innen rasch verlieren.

Schließlich ist der Raum einer improvisierten Szene physikalisch unsichtbar. Die Spieler*innen lassen das Bühnenbild und ihre Requisiten in der Imagination ihrer Zuschauer*innen entstehen, indem sie sich im Raum bewegen und mit einzelnen Gegenständen und Personen interagieren und dabei gewissermaßen ein Bühnenbild ausmalen.

Spiel: Assoziationskreis pantomimisch
Die Teilnehmer*innen stehen im Kreis. Person A formt pantomimisch einen imaginierten Gegenstand (z. B. eine Blume), zeigt eventuell noch, was man damit machen kann (daran riechen), und schenkt diesen Gegenstand einer anderen Person im Kreis. Diese nimmt den Gegenstand dankbar an, wiederholt, was man damit machen kann (daran riechen), und formt dann daraus imaginär etwas völlig anderes (z. B. ein Springseil), zeigt, was man damit tun kann, und so weiter.

Der allgemein übliche Begriff der »Therapiesitzung« deutet bereits an, dass wir in der Psychotherapie die physikalischen Dimensionen des Therapieraums üblicherweise nicht voll ausnutzen. In der Regel arbeiten wir im Sitzen als »Talking Heads«. Tun wir das mit gutem Grund oder nur, weil es üblich ist?

Mit dem SPACE-Modell und der AI in der Psychotherapie möchten wir Patient*innen und Therapeut*innen ermutigen, den physikalischen Raum zur Gestaltung psychotherapeutischer Veränderungen wirklich auszunutzen.

Zeit

Viele unserer Patient*innen erleben sich aufgrund von Antriebsmangel, Ängsten oder gedanklicher Verlangsamung durch Grübeln und Konzentrationsstörungen als viel zu langsam, um in komplexen sozialen Situationen in Echtzeit zu reagieren oder sie gar zu gestalten. Dementsprechend sind wir als Therapeut*innen gut darin trainiert, die entscheidenden Abschnitte sozialer Interaktionen in Situationsanalysen gewissermaßen in Zeitlupe kleinschrittig zu betrachten (Tuschen-Caffier & von Gemmeren, 2009). Wie wäre es, wenn wir für unsere Patient*innen nicht nur die Zeit verlangsamen würden, sondern ihnen auch umgekehrt die Kompetenz vermitteln würden, selbst schneller, d. h. in Echtzeit, soziale Interaktionen zu gestalten? Die AI hält unzählige Übungen bereit, um Spontaneität und Geschwindigkeit zu fördern.

So wie es dem Protagonisten Neo im Film »Matrix« durch sein neugewonnenes Bewusstsein seiner Situation in der Matrix gelingt, den Ablauf der Zeit aktiv zu beeinflussen und damit sogar Schüssen ohne jede Mühe auszuweichen, kann es durch das Spiel mit Verhaltensflexibilität und Präsenz gelingen, soziale Situationen in Echtzeit zu gestalten.

> **Spiel: Neue Wahl**
> Person A beginnt, eine Geschichte zu erzählen, deren grobes Thema zuvor festgelegt wurde, z. B. »im letzten Urlaub habe ich eine Kreuzfahrt gemacht«. Person B hat nun die Aufgabe, immer wieder in den Erzählfluss hineinzugrätschen mit den Worten:

> »Neue Wahl!« Dann ist es die Aufgabe von Person A, sofort die Geschichte zu ändern, z. B. »das Schiff war strahlend weiß« – »neue Wahl!« – »das Schiff war grün von Algen und ziemlich verbeult ...«
>
> *Fragen zur Reflexion:*
>
> - Wie fühlt es sich an, unterbrochen zu werden?
> - Wie schnell konnten Sie die Geschichte neu erzählen?

Interaktionelle Dimensionen

Neben den physikalischen Raumdimensionen lassen sich soziale Interaktionen auch in den beiden Beziehungsdimensionen Status/Dominanz (Agency) und Verbundenheit/Nähe (Communion) des Circumplexmodells gestalten. Auf diese Dimensionen gehen wir in den Kapiteln »Status« und »Annäherung« ausführlicher ein.

3.3.2 Das Spiel als therapeutischer und diagnostischer Raum

Wir begreifen es als ein Ziel der Psychotherapie, Patient*innen die Erfahrung in den genannten Dimensionen des sozialen Raums zu ermöglichen und damit ihre Flexibilität in sozialen Situationen zu steigern. Im gemeinsamen Spiel mit ihren Therapeut*innen können sie Zusammenhänge/Kontingenzen zwischen ihrem Verhalten und dessen Auswirkungen bewusst erleben und für sich nutzbar machen.

Im besten Falle entsteht dadurch die Erfahrung von Konsistenz oder Selbstwirksamkeit, die sich auch außerhalb des Therapiekontextes generalisiert. Konsistenz bedeutet hier, dass durch eine Abwägung innerer Grundbedürfnisse ein passendes Verhalten zu ihrer Verwirklichung eingesetzt werden kann (▶ Kap. 4.4).

3.3 Der Interaktionsraum der Psychotherapie und der Improvisation

> **Spiel: Was jetzt?**
> In dieser Übung finden sich die Teilnehmer*innen erneut paarweise zusammen. Person A beginnt mit einem Vorschlag: »Lass uns ...« Person B hört in sich hinein, ob ihr der Vorschlag gefällt. Möchte sie die vorgeschlagene Idee weiterverfolgen, sagt sie: »Was jetzt?« Dann macht Person A einen weiteren Vorschlag, der die Szene weiterführt. Dies geht so lange weiter, bis Person B ein Vorschlag nicht gefällt. In diesem Fall kann Person B »Nein« sagen; dann wechseln die Rollen und Person B beginnt, anknüpfend an das bereits gemeinsam entwickelte Bild bzw. die Szene Person A Angebote zu machen.
>
> *Ziel:* Abwägung von Bedürfnissen im Sinne des Annäherungssystems trainieren

Wir verstehen die AI somit gleichzeitig als interpersonelle Grundhaltung und als Spiel- und Simulationsraum, in dem die Inhalte bzw. Modelle verschiedener Psychotherapiemethoden ihre Wirkung voll entfalten können. Schließlich wurden die Übungen und Spiele der Improvisation entwickelt, um Achtsamkeit, Flexibilität und Kooperation in der sozialen Interaktion zu trainieren: Diese Fähigkeiten sind die Grundvoraussetzung, um auf der Bühne als Team – oder auch allein – auf Zuruf Geschichten zu improvisieren, mit denen sich ein ganzes Publikum bewegen lässt. Die Flexibilität in der Erzählung einer Geschichte basiert auf der Genauigkeit der Vereinbarungen der Spieler*innen im physikalischen Raum. Die kreativen Sprünge und Perspektivwechsel sind nur nachvollziehbar, weil sie sprachlich und körperlich vereinbart werden. AI kann mit diesem Grundwissen Patient*innen helfen, Techniken des Erzählens von der Bühne in ihren sozialen Alltag zu übertragen. Damit lassen sich soziale Situationen besser verstehen und aktiv gestalten.

Wir hoffen, dass sich auf dieser Basis der Improvisation auch die fundamentale Bedeutung der zirkulären Wechselwirkung von körperlichen und psychischen Zuständen in der Psychotherapie weiter erschließen lässt. Schließlich ist der Idee einer rein kognitiven »Talking Heads«-Therapie längst durch die Befunde von Neurowissenschaftler*innen widersprochen worden. Das Lernen im therapeutischen Prozess erfolgt mit dem Körper, seiner motorischen und neuroendokrinologischen Resonanz, die z. b. in den Theorien der somatischen Marker (Damasio, 1994) als Grundlage von Entscheidungsprozessen und eines verkörperten Traumagedächtnisses (Van der Kolk, 2003) beschrieben sind.

Darüber hinaus bietet der Raum der Improvisation auch neue diagnostische Möglichkeiten. Die Therapie- bzw. Untersuchungssituation, die für uns Behandler*innen unser alltäglich gewohntes Umfeld ist, stellt für Patient*innen keineswegs eine natürliche Situation dar. Die moderne Psychopathologieforschung hat den Therapieraum längst verlassen, um stattdessen im Alltag der Patient*innen relevante Erkenntnisse über deren psychische Erkrankungen zu finden (Shiffman et al., 2008).

Das gemeinsame Spiel erscheint als ein vielversprechender Raum, um eine neue Art der Symptombeobachtung in einer wesentlich variableren sozialen Situation zu ermöglichen. Das Spiel stellt gleichzeitig einen bereits evolutionär verankerten Interaktionsmodus dar, was man von der heute gängigen psychischen Befunderhebung eher nicht behaupten kann. Unserer Erfahrung nach lässt sich im Spiel ein sehr differenziertes Bild der Symptome und vor allem auch der Ressourcen von Patient*innen gewinnen.

4 Die Domänen des SPACE-Modells

4.1 Überblick über das Modell

Wir postulieren, dass mit AI fünf für die psychische Gesundheit wesentliche Domänen gefördert werden können. In den folgenden Kapiteln legen wir zum einen jeweils dar, wie die einzelne Domäne mit den Prinzipien des Improvisationstheaters verknüpft ist. Zum anderen stellen wir Verbindungen zu psychologischen, neurobiologischen und klinischen Modellen und Grundlagen her und gehen auf psychopathologische Aspekte und Psychoedukation ein. In einem weiteren Abschnitt nennen wir außerdem jeweils Übungen für Patient*innen und ergänzen zusätzliche Übungen für Psychotherapeut*innen als Training und Selbsterfahrung.

4.2 Status

4.2.1 Bedeutung von Status für die Improvisation

Status (lat.) bedeutet wörtlich »Stellung« und wird im Alltag meist mit dem sozialen Status verbunden, also der Stellung, die eine Person in der Gesellschaft innehat – und mit Statussymbolen zeigen oder auch erhöhen möchte. Im Improvisationstheater hingegen wird Status als etwas verstanden, was eine Person *tut*, unabhängig von ihrem sozialen Status oder Rang (engl. »rank«). Keith Johnstone betont in diesem Sinne sogar, dass Status unmittelbar aus der Begegnung von Personen entsteht (Johnstone, 2010). Wir alle zeigen in alltäglichen Situationen permanent Statusverhalten: Wer drängelt sich am Marktstand vor, wer lässt das zu und wer beschwert sich? Wer weicht in der überfüllten Fußgängerzone wem aus? Und im beruflichen Kontext: Wer stellt Referent*innen die erste Frage nach einem Vortrag? Wer kocht Kaffee und wer räumt die Spülmaschine aus? Status ist dabei veränderbar bzw. ständig neu aushandelbar. Das Konzept wurde ausführlich von Keith Johnstone beschrieben, der feststellte, dass Szenen auf der Bühne lebendiger wurden, wenn die Spieler*innen ihr Interaktionsverhalten aktiv dazu einsetzten, ihren Status zu verändern. Unverzichtbar für das Zusammenspiel und das Gelingen einer improvisierten Szene vor Publikum ist daher die Fähigkeit der Spieler*innen, Status erkennbar darzustellen und zu gestalten. Im Improvisationstheater wird dabei zwischen dem sogenannten Hochstatus und dem sogenannten Tiefstatus unterschieden. Hochstatus zeichnet sich z.B. dadurch aus, dass die Person mit einer aufrechten Körperhaltung auf beiden Beinen steht, den Blickkontakt hält, laut und deutlich spricht, große Gesten macht und andere Personen berührt. Verbal sind folgende Merkmale typisch für den Hochstatus: andere unterbrechen, Kommentare machen (andere kritisieren oder loben), Geschichten erzählen (z.B. von Erlebnissen mit berühmten Personen) und den Indikativ statt des Konjunktivs verwenden (statt »ich könnte« »ich kann/ich werde«). Der Tiefstatus hingegen ist gekennzeichnet durch eine Körperhaltung mit hängenden Schultern, nach innen zeigenden Fußspitzen, unsicherem Blick mit schnellem Blickwechsel, eher hektischen Bewegungen und Berührungen im eigenen Gesicht. Die Stimme ist leise und eher hoch. Personen im Tiefstatus lassen sich leicht unterbrechen, sie zögern beim Sprechen (»äh ...«), kritisieren oder verteidigen sich selbst.

Sowohl der Hoch- als auch der Tiefstatus haben jeweils Vor- und Nachteile. Beispielsweise hat man im Hochstatus einerseits ein größeres Durchsetzungsvermögen und mehr Autorität, andererseits verunsichert der Hochstatus andere Personen leichter und löst in ihnen Konkurrenzverhalten aus. Im Tiefstatus wirken Personen oftmals sympathischer, dafür können sie sich schlechter durchsetzen, sie werden als weniger glaubwürdig wahrgenommen und weniger gesehen.

Es gibt eine Reihe von Möglichkeiten, Statusverhältnisse zu verändern. So kann man zum einen den Status des Gegenübers senken (Kritik üben, loben, zur Seite drängen) oder erhöhen (bewundern oder um Hilfe bitten) – oder aber man beeinflusst den eigenen Status. Zu einer Senkung des eigenen Status führt Selbstkritik oder hilfesuchendes Verhalten. Indem man viel Raum einnimmt, Hilfsangebote ausschlägt oder Selbstlob äußert, erhöht man den eigenen Status.

Wie oben beschrieben, wird in der Improvisation eine Unterscheidung zwischen Status, der aus der gegenwärtigen sozialen Situation entsteht, und sozialem Rang, d. h. einer bereits vorhandenen Position in einem sozialen Hierarchiesystem, die in der Regel durch Zeichen wie Titel oder Kleidung markiert wird, vorgenommen. Das Spiel mit Übereinstimmung und Abweichung vom markierten Rang und dem in der Szene gestalteten Status kann dazu genutzt werden, Spannung in der Szene zu erzeugen.

Eine Szene mit Statuswechsel auf der Bühne könnte (stark verkürzt) z. B. so aussehen:

Ein Bankräuber betritt die Bankfiliale, droht mit einer Waffe, alle anderen Spieler*innen – Bankangestellte und Kund*innen – legen sich auf den Boden. Der Bankräuber schreit rum, will von allen Anwesenden die Geldbeutel haben. Da richtet sich eine Person auf und fragt: »Hannes, bist du das etwa?« Der Bankräuber stutzt, dann sagt er: »Oh, Mama!« Die Mutter steht auf und geht energisch auf ihren Sohn zu, der mit zitternder Stimme sagt: »Es tut mir so leid!« Daraufhin die Mutter: »Jammer nicht immer so rum. Reiß Dich zusammen! Du ziehst das jetzt gefälligst durch!«

Hier sehen wir innerhalb kürzester Zeit gleich mehrere Statuswechsel. Diese Wechsel sind überraschend und bringen Spannung in die Szene. Zur Schulung dieser Fähigkeit der Statusgestaltung und als Muster für Spielsequenzen auf der Bühne sind zahlreiche Übungen entstanden. Neben dem einfachen Statuswechsel gibt es Übungen zur Statuswippe, bei der der Status mehrfach hin- und hergewechselt wird, und zur Statuskette als Stafette, bei der ein*e Spieler*in beim

Wechsel der Spielpartner*in jeweils vom Hoch- in den Tiefstatus wechselt (oder umgekehrt). Wichtig ist für das Funktionieren der Szene, dass das Angebot des Gegenübers wahr- und angenommen wird. Als Angebot verstehen wir dabei eine Handlung oder eine Aussage von Spieler*innen, um eine*n Mitspieler*in zu einer Reaktion (Verhalten/Gestik/Mimik/verbal) zu animieren. Angebote können sich dabei auf Personen oder Beziehungen, auf Orte, die Zeit oder auch auf ein Problem oder ein zu erreichendes Ziel beziehen. Unterschieden werden können eindeutige Angebote (»Was ist das für eine Hotelrechnung?«) und offene Angebote (»Was hast du denn da hinter dem Rücken versteckt?«).

4.2.2 Psychologische, neurobiologische und klinische Grundlagen von Status

Das Statuskonzept des Improvisationstheaters ist hilfreich, um die Funktion des Status im alltäglichen sozialen Leben zu verstehen und für Problemlösungen nutzbar zu machen. Die Variation des Status erlaubt im Alltag prinzipiell, die beim Menschen mögliche Trennung von szenischem Status und sozialem Rang erlebbar zu machen. Im Gegensatz dazu sind der soziale Status und Rang bei den meisten Säugetieren zeitlich stabil und ändern sich nur langsam in der Lebensspanne (Broom et al., 2009). Die Repräsentation sozialen Rangs basiert offenbar auf einem komplexen Zusammenspiel des frontalen Kortex mit den Systemen zur Repräsentation von motivationalen Signalen wie Angst und Belohnung (Dwortz et al., 2022). Auch beim Menschen bestehen längerfristige Zusammenhänge zwischen Status und Rang. Menschen mit geringeren sozioökonomischen Voraussetzungen fühlen sich durch andere Menschen prinzipiell dominanter und feindseliger behandelt als Menschen mit größeren sozioökonomischen Möglichkeiten (Gallo et al., 2006). Prinzipiell erscheint das gezielte Training der Statusflexibilität als persönliche Ressource vielversprechend, um soziale Rangunterschiede zu relativieren. Die menschliche Fähigkeit zum flexiblen Spiel mit dem Status in der

Improvisation stellt somit ein besonderes gestalterisches Potential zur Lösung von alltäglichen sozialen Problemen dar.

Status als Dimension in Circumplexmodellen

Zur Nutzung des Statuskonzepts der AI in der Psychotherapie liegt es nahe, an das in der Psychologie allgemein akzeptierte Circumplexmodell interpersonellen Verhaltens anzuknüpfen. Dieses Modell untersucht die menschliche Persönlichkeit anhand der Positionen, die ein Mensch während der Interaktion mit einer anderen Person einnimmt. Das ursprünglich von Timothy Leary entwickelte Modell (Leary, 1957, S. 107) menschlicher Beziehungsgestaltung gehört inzwischen auch zu den etablierten Grundlagen verschiedener psychotherapeutischer Verfahren. Es wird sowohl in der kognitiven Verhaltenstherapie in der Adaption von Kiesler (Kiesler et al., 1997) als auch in der psychodynamischen Therapie in Form des Modells von Benjamin (Benjamin, 1974) angewendet. Die Verankerung des Circumplexmodells in diesen beiden Verfahren hat es in den letzten Jahren zur Grundlage für Kompetenztrainings werden lassen. Daneben stellt das Modell einen wichtigen konzeptuellen Rahmen für die (therapeutische) Beziehungsgestaltung dar und ist daher allgemein in die Psychotherapieausbildung integriert. Für Psychotherapeut*innen ist es schließlich eine zentrale Fähigkeit, Statusverhältnisse innerhalb sozialer Situationen ihrer Patient*innen zu erkennen und adaptiv veränderbar zu machen – und nicht zuletzt auch die Statusverhältnisse in der therapeutischen Beziehung flexibel gestalten zu können.

Das Circumplexmodell erfasst menschliches Interaktionsverhalten mithilfe der beiden Dimensionen Agency (Agentenschaft bzw. das Einnehmen der Rolle als Handelnde*r) und Communion (Affiliation), wie in ▶ Abb. 5 gezeigt. Der in der Improvisation beschriebene Status kann im Circumplexmodell mit den Begriffspaar Learys als »dominant-unterwürfig« bzw. als »führen-folgen« beschrieben und mit der Agentschafts-Dimension gleichgesetzt werden. Wir werden diese zur Übertragung in das System der angewandten Improvisation als

4 Die Domänen des SPACE-Modells

Status

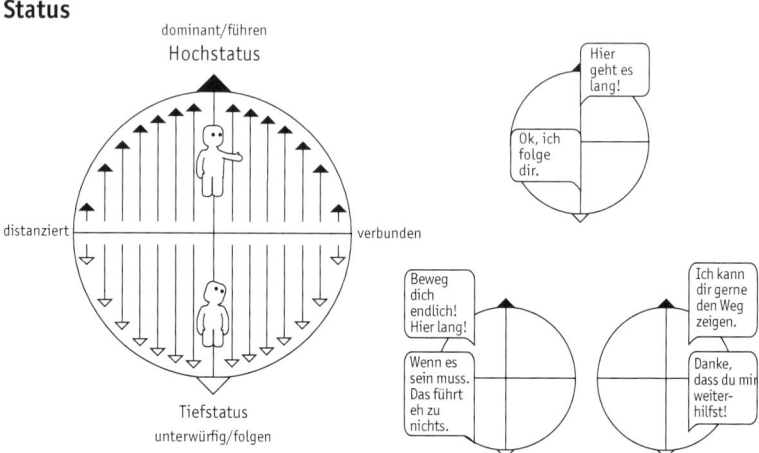

Abb. 5: Status und Circumplexmodell (Leary, 1957; Benjamin, 1974; Kiesler et al., 1997)

»Statusachse« bezeichnen. Die Dimension Communion lässt sich für die Improvisation unter dem Aspekt des Annäherungsverhaltens (▶ Kap. 4.4) verstehen. Wir werden für diese Dimension (»love-hate« bei Leary) die heute übliche Bezeichnung »Verbundenheitsachse« nutzen.

Es lässt sich beobachten, dass sich zwei Personen in ihrem Interaktionsverhalten in der Regel automatisch komplementär gegenseitig beeinflussen (Leary, 1957, S. 83). Ein bestimmtes Verhalten ruft bei meinem Gegenüber eine spezifische Reaktion hervor bzw. lädt mein Gegenüber dazu ein, mir auf spezifische Weise zu begegnen. Nimmt Person A einen dominanten bzw. führenden (Hoch-)Status ein, so wird Person B in der Regel einen unterwürfigen bzw. folgenden (Tief-)Status annehmen und umgekehrt. Die soziale Interaktion wird entlang der Statusdimension sozusagen wie durch magnetische Abstoßung bzw. Druckkräfte reguliert:

Person A: »Ich zeige dir, wo es langgeht.«
Person B: »Ok, ich folge dir.«

Diese Interaktion bildet gewissermaßen die Hoch-/Tiefstatus- bzw. führen/folgen-Konstellation mit neutraler Lage auf der Verbundenheitsdimension ab. So neutral geht es allerdings nicht immer zu. Typischerweise verschieben sich die Positionen zusätzlich, wie magnetisch voneinander angezogen, entlang der Verbundenheitsdimension. In der verbundenen Position der rechten Hälfte des Circumplexraumes arrangieren sich Hoch- und Tiefstatus typischerweise in harmonischer Art.

Person A: *(Hochstatus, hohe Verbundenheit)*
»Ich würde mich freuen, dir zu helfen, ich zeige dir gerne den Weg.«
Person B: *(Tiefstatus, hohe Verbundenheit)*
»Du bist wunderbar, danke, dass du mir den Weg zeigst.«

Dieser Bereich des Circumplexmodells sollte der Standardraum für die therapeutische Interaktion sein – was leider nicht immer gelingt. Im Gegensatz dazu ruft auf der linken Seite des Circumplexmodells eine primär distanzierte/feindliche Aktion in der Regel auch eine distanzierte/feindliche Reaktion im entgegengesetzten Status hervor:

Person A: *(Hochstatus, distanziert)*
»Du weißt wirklich gar nichts. Ich kenne den Weg. Los, hier geht's lang!«
Person B: *(Tiefstatus, distanziert)*
»Wenn es sein muss, folge ich dir, aber ich weiß schon, dass das zu nichts führt.«

Die beiden gegensätzlichen Statuspositionen lassen sich dabei in ihrer zeitlichen Abfolge gegeneinander austauschen, d. h., das Angebot unterwürfigen Verhaltens ruft ein dominantes Verhalten des Gegenübers mit entsprechendem Maß an Verbundenheit hervor.

Person B: »Wenn es sein muss, folge ich dir, aber ich weiß schon, dass das zu nichts führt.«
Person A: »Du weißt wirklich gar nichts. Ich kenne den Weg. Los, hier geht es lang!«

So kommt es zu einer zirkulären Wirkung im komplementären Aktions-Reaktions-Muster zweier interagierender Menschen, die letztlich einen sich selbstverstärkenden Charakter annehmen kann. Die reflexartige Spiegelung kann dazu führen, dass die Umwelt auf einen unterwürfig-resigniert agierenden Menschen mit distanzierter Dominanz reagiert und sich dadurch wiederum im Reflex die unterwürfig-resignierte Grundhaltung dieses Menschen als selbsterfüllende Erwartung chronifiziert (McCullough Jr, 2003). Diese »passiv-aggressive« Interaktionsposition ruft regelmäßig Hilflosigkeit und Überengagement bei Mitmenschen und insbesondere bei Therapeut*innen hervor, sie erschöpfen sich im Überengagement und reagieren schließlich resigniert-feindselig. Diese Fixierung lässt sich für Patient*innen psychoedukativ eindrucksvoll grafisch darstellen und im Spiel erfahrbar machen.

Die Beziehung zwischen zwei Menschen lässt sich anschaulich anhand ihrer interaktionellen Spielräume im Circumplex abbilden. Ein Instrument zur Darstellung ist das Impact Message Inventory (Caspar et al., 2016). Ein zu eng eingegrenzter Bewegungsraum auf der Statusachse erzeugt in der Regel Probleme, die oft Krankheitswert besitzen. Beispiele sind die soziale Phobie, chronische Depressionen oder Persönlichkeitsstörungen.

Um dieses Dilemma im Alltag der Patient*innen und in der therapeutischen Interaktion zu lösen, muss erfahrbar werden, dass die Position auf der Statusachse nicht statisch ist. Sie variiert natürlicherweise in Abhängigkeit von Interaktionspartner*innen und den verschiedenen Kontexten/Themen der Interaktionen. Daraus resultiert die therapeutische Aufgabe, den Spielraum im Circumplexmodell gemeinsam mit Patient*innen spielerisch zu erweitern.

Statusflexibilität als Element psychischer Gesundheit

Zur Steigerung der Verhaltensflexibilität lassen sich Statusspiele anwenden, die besonders für Menschen mit ängstlich-unterwürfigem Verhalten geeignet sind. Tatsächlich berichten Improtrainer*innen, dass Menschen ihre Kurse besuchen, um ihre soziale Ängstlichkeit zu überwinden.

Wie kann AI helfen, die Fixierung im Tiefstatus zu überwinden? Wie erläutert, provoziert ein Tiefstatus von Person A in der Regel einen Hochstatus von Person B, und dieser verstärkt wiederum den Tiefstatus von Person A. Dieser Kreislauf wiederholt sich, bis Person B die Führung abgibt (»Könntest du bitte mal die Karte nehmen?«) oder Person A eine Initiative startet (»Ich kenne einen schnelleren Weg!«). Falls eine Person in alltäglichen Interaktionen eine reduzierte Statusflexibilität zeigt, wird es durch die reflexive Anpassung des Statusverhaltens der anderen Person zunehmend schwieriger werden, ihre Status-Position zu verlassen.

Die AI trainiert sowohl die Wahrnehmung von Statusverhältnissen als auch die Fähigkeit für solche Statuswechsel (Johnstone et al., 1998). Diese Übungen zum Statuswechsel fallen leicht, da ihre Themen aus dem Alltagskontext der Spieler*innen gelöst sind, d.h. keine biographischen Situationen gespielt werden. So kann neues Statusverhalten spielerisch ausprobiert werden. Gleichzeitig gilt das »Ja, und«-Prinzip – die Spieler*innen machen so die Erfahrung, dass ihre Statusangebote wahr- und angenommen werden. Diese positive Erfahrung hilft dabei, flexibles Statusverhalten aufzubauen. Zu diesem Zweck existieren auch zahlreiche Spiele zu Statuswahrnehmung und Statuswechsel.

Eine häufige Beobachtung dabei ist, dass die im Hochstatus typischerweise aufrechte Körperhaltung und der gehobene Blick mit einer »Adlerperspektive« und einem situativen Überblick über Ziele und Angebote verbunden sind. Dagegen ist die Körperhaltung im Tiefstatus eher zusammengesunken, und der am Boden klebende Blick liefert vom Rand des Raums nur fragmentarische Informationen über die soziale Situation.

Diese Übung zeigt unmittelbar die zentrale Bedeutung der Verkörperung (Embodiment, siehe ▶ Kap. 4.5.2: Spontaneität, Kreativität und Embodiment) in der AI. Für Patient*innen wird unmittelbar erfahrbar, dass sie durch die Wahl ihrer Körperhaltung ihren Status im interaktionellen Gefüge gestalten und dadurch auch indirekt ihre psychische Verfassung beeinflussen können. Diese zirkuläre Wechselwirkung zwischen mentalen und körperlichen Prozessen ist inzwischen ausführlich phänomenologisch und neurobiologisch beschrieben (Fuchs, 2020; Seth & Tsakiris, 2018). Das Bewusstsein dieser Verkörperung erschließt insbesondere Menschen mit sozialen Ängsten und Insuffizienzgefühlen neue Erfahrungen. Sie können im Spiel bewusst mit ihrer Körperhaltung als Mittel des Statuswechsels experimentieren.

Fixierung der Statusposition: Erlernte Hilflosigkeit

Das Spiel mit dem Status erweist sich für viele Patient*innen als herausfordernd. Deshalb schalten wir in den Gruppen jeweils eine Reihe aktivierender elementarer Übungen vor, um ein grundlegenderes Problem zu lösen: Menschen mit sozialen Ängsten, abhängigem Verhalten und insbesondere chronischen Depressionen zeigen kaum Impulse für den »Sprung« aus der Fixierung im Tiefstatus (McCullough Jr, 2003). Wie kommt es dazu, dass solche Verhaltensimpulse ausbleiben? Seligmans Depressionsmodell der erlernten Hilflosigkeit (Seligman, 1972) geht davon aus, dass die aufgrund negativer Erfahrungen entwickelte Überzeugung, dass das eigene Handeln wirkungslos bleibt, zu einem generellen Verlust von spontanem Verhalten in aversiven Situationen führt.

»Die Natur ist jedoch nicht immer so gütig in ihrer Anordnung der Kontingenzen. Wir sind nicht nur mit Ereignissen konfrontiert, die wir durch unser Handeln kontrollieren können, sondern auch mit vielen Ereignissen, gegen die wir überhaupt nichts unternehmen können. Solche unkontrollierbaren Ereignisse können Organismen erheblich schwächen: Sie führen zu Passivität angesichts von Traumata, zur Unfähigkeit zu lernen, dass Reagieren effektiv ist, zu emotionalem Stress bei Tieren und möglicherweise zu Depressionen beim Menschen« (Seligman, 1972; eig. Übers.).

Depressionen sind im Kern durch starke aversive Gefühle bei gleichzeitiger Passivität gekennzeichnet. Seligman zeigte zur Erklärung dieses Zusammenhangs, dass Hunde keine Versuche mehr unternahmen, einen Raum zu verlassen, in dem sie über den Boden elektrische Schocks erhielten – wenn diese Hunde zuvor in einem anderen Kontext gelernt hatten, dass ihr Verhalten keine Wirkung auf das Auftreten dieser Schocks hatte. Eine andere Gruppe von Tieren, die zuvor die Schocks selbst beenden konnte, machte sofort einen kleinen Sprung in einen sicheren Raum der Versuchsanordnung. Das Experiment belegte eindrücklich, wie die Erfahrung von Hilflosigkeit, d. h. der ausbleibenden Wirkungen eigener Handlungen, in einem Kontext dazu führen kann, dass die Erwartung der Hilflosigkeit auf alle zukünftigen Interaktionsräume generalisieren kann. Auch Menschen können nach gravierenden aversiven Erfahrungen von Hilflosigkeit in einer hilflos-passiven Position gefangen bleiben. In ähnlicher Art wirkt sich die konditionierte Unterlegenheit aus, bei der ein Tier über längere Zeit der Unterwerfung ausgesetzt wird (Huhman et al., 2003). Sowohl erlernte Hilflosigkeit als auch erlernte Unterlegenheit führen bei Tieren zu spontanem unterwürfigen Verhalten gegenüber Artgenossen und reduzieren die Kontaktaufnahme zu anderen Individuen (Hammack et al., 2012). Dieses Modell bietet eine Erklärung für die Einschränkungen von spontanem Verhalten bei Depressionen und das Auftreten von Dissoziationen nach Traumatisierung.

Aus neurobiologischer Sicht ist das von Seligman beobachtete Reaktionsschema allerdings nicht erlernt, sondern eine tief verankerte Reaktionsoption auf lebensbedrohliche Gefahrenreize (Maier & Seligman, 2016), in der die dorsalen Raphe-Kerne des Hirnstamms motorische Aktivierungen hemmen. Überwunden werden kann diese Passivität wiederum durch den Einfluss des medialen Präfrontalen Kortex (mPFC) auf die Raphe-Kerne. Im Experiment zur erlernten Hilflosigkeit zeigte die Versuchsleitung dem Tier durch die Bewegung von dessen Extremitäten den Weg über die Barriere (Nudging) und damit den Bewegungsablauf, der es zukünftig in den sicheren Nebenraum führen würde (Seligman, 1972).

Passend dazu scheint die Tendenz zu dominantem (Hochstatus-) Verhalten mit einer erhöhten Entscheidungsfreude und Interaktionsbereitschaft auch außerhalb sozialer Kontexte verbunden zu sein (Da Cruz et al., 2018). Die Bereitschaft, Entscheidungen spontan zu treffen, ist wiederum mit einer erhöhten Aktivierung des mPFC bei solchen Entscheidungsaufgaben assoziiert, was wiederum zur Rolle dieser Region in der Überwindung der erlernten Hilflosigkeit passt.

Die Verbindung von Spontaneität und Verhaltensflexibilität und der Funktion des mPFC mit der Statusposition lässt darauf schließen, dass das elementare Training von motorischer Präsenz, Spontaneität und Entscheidungsfreude dabei hilfreich sein kann, sich aus einem dauerhaften Tiefstatus und der Hilflosigkeit zu lösen. In diesem Sinne bietet die AI – als »soziale Bewegungstherapie« – eine kleinschrittige Anleitung zur Bewegung im sozialen Raum, analog zur aktiven Anleitung der Bewegung aus der erlernten Hilflosigkeit. Mit Unterstützung der Mitspieler*innen vermittelt die AI spielerisch motorische Handlungselemente als Skills der sozialen Interaktion. Dieses Einüben von sozialen Bewegungsabläufen ermöglicht Menschen im chronischen Tiefstatus, gewissermaßen ihren Speicher an spontanen elementaren motorischen Interaktions- und Lösungsfähigkeiten neu zu füllen, und eröffnet ihnen so den Weg in neue Interaktionsräume.

Funktionelle Elemente der Statusflexibilität in der AI

Zusammenfassend schlagen wir vier Stufen der Förderung der Statusflexibilität durch AI vor:

1. *Verhaltensaktivierung (versus Erstarrung in erlernter Hilflosigkeit)*
   Spontanes Verhalten wird im gemeinsamen Spiel unter Belohnung durch soziale Reize wie Lachen gefördert. Elementare Handlungssequenzen werden als Bausteine flexiblen Statusverhaltens mithilfe von kooperativen Spielen in der Gruppe als Ressource

aufgebaut. Typische Spiele hierzu sind der Klatschkreis in der einfachen Form und mit Variationen.
2. *Förderung von Präsenz, Verhaltensflexibilität und Entscheidungsfreude*
In der Annahme, dass Entscheidungsfreude und die Fähigkeit zum Hochstatus zusammenhängen, lohnt es sich in der nächsten Stufe, die sensomotorische Präsenz und spontane Verhaltensflexibilität zu trainieren. Typische Spiele sind Platzwechsel oder Fangen.
3. *Förderung von Statuswahrnehmung und Statuswechsel trainieren*
Indem meine Fähigkeit, kleine Impulse meines Gegenübers zum Statuswechsel zu erkennen, geschärft wird, kann ich diese Impulse besser annehmen und einen Statuswechsel erfahren. Ebenso werden umgekehrt meine Impulse, einen Statuswechsel zu vollziehen, erkannt und akzeptiert. Das Prinzip lautet, die andere Person gut aussehen zu lassen, d. h. sie in ihren Impulsen und ihrer Initiative, den Status zu wechseln, nicht ins Leere laufen zu lassen und nicht zu blockieren.
4. *Einsicht in die Statusflexibilität als Ressource zur Erreichung eigener Wünsche und Ziele*
Die gewissermaßen höchste Lern- und Entwicklungsstufe der SRP-Zyklen ist die bewusste Erfahrung der Statusflexibilität, insbesondere wie sich die Statusgestaltung als persönliche Ressource zur Erreichung eigener Ziele und Wünsche einsetzen lässt.

Förderung der Statusflexibilität als Alltagskompetenz für Patient*innen und Therapeut*innen

Wie in diesem Kapitel beschrieben, machen Improvisationsübungen spielerisch erfahrbar, wie sich Statusflexibilität als persönliche Ressource einsetzen lässt. Für viele Patient*innen ist es ein umfassendes »Aha«-Erlebnis der eigenen Wirksamkeit. Neu ist für viele Menschen insbesondere, ihre Wirkung in unterwürfigen Positionen bewusst zu erleben. Ein typisches Beispiel hierfür ist die »Columbo«-Rolle. Inspector Columbo ist Held der gleichnamigen Fernsehserie, ein zusammengesunkener, schlurfender amerikanischer Detective, der stets ein wenig abwesend auf seinem Zigarrenstummel kaut und dabei vor allem naive Fragen stellt. In seinem permanenten Tiefstatus gelingt es ihm, sein typischerweise kriminelles Gegenüber in einen dominanten Hochstatus zu bewegen, in dem es schließlich genervt und überheblich die Vorsicht verliert und sich selbst verrät. Mit ähnlichen unmittelbar verkörperten Figuren und Szenen lässt sich in der AI Selbstwirksamkeit durch Statusflexibilität im gesamten Raum des Circumplexmodells erleben, was eine zielgerichtete Art der Unterwürfigkeit einschließt (ähnlich dem Situationstyp »um Sympathie werben« im Gruppentraining sozialer Kompetenzen (Hinsch & Pfingsten, 2007). Sie erzeugt beim Gegenüber den Impuls, zu helfen und zu kooperieren. Dieser Aspekt ist besonders deshalb wichtig, weil wir mit AI nicht einfach die Durchsetzung dominanten Verhaltens erzeugen wollen.

Schließlich kommt im Rahmen der Statusübungen zwangsläufig die Frage auf: Was passiert, wenn beide Interaktionspartner*innen die dominante Position einnehmen wollen? Ein einfacher Tipp wäre, bei solchen Konkurrenzsituationen im Circumplexmodell in der Hemisphäre der Verbundenheit zu bleiben (▶ Kap. 4.4.2). Improvisationstrainer*innen berichten allerdings, dass unerfahrene Kursteilnehmer*innen den Hochstatus typischerweise in der distanziert/feindlichen Position anspielen. Der Hochstatus scheint also in der Erwartung vieler Menschen mit geringer Verbundenheit assoziiert zu sein. Daher erscheint es als Übung sinnvoll, einen Wettstreit um den Hochstatus in maximaler Verbundenheit zu spielen, z.B. eine Bescherung an Weihnachten.

4.2.3 Psychopathologie und Psychoedukation

Die häufigsten klinischen Probleme ergeben sich, wenn eine Person in einer passiv-unterwürfigen Position fixiert ist und sich von ihrer Umwelt wegen sozialer Ängste oder selbstbezüglicher Gedankengänge abschottet. Ein typisches Beispiel hierfür ist die chronische Depression, für deren Behandlung wir das Gruppenkonzept der AI auch initial entwickelt haben. Als Untergruppe der unipolaren Depressionen ist sie dadurch gekennzeichnet, dass Patient*innen bereits früh in ihrer individuellen Entwicklung in einem sozial distanzierten Tiefstatus verharren und es ihnen dadurch an der Erfahrung sozialer Selbstwirksamkeit mangelt (McCullough Jr, 2003). Auch episodische Depressionen beinhalten typischerweise sozialen Rückzug im Rahmen von Antriebsmangel, Grübeln und der Abschottung gegenüber äußeren Reizen.

Eine nachgewiesenermaßen wirksame therapeutische Antwort hierauf ist die Verhaltensaktivierung, die auch als eigenständiger Therapiebaustein wirksam ist (Lewinsohn et al., 1976). In diesem Sinne lassen sich elementare Übungen der AI zur Verhaltensaktivierung einsetzen. Die verhaltensaktivierende Wirkung wird in der Gruppe oft durch positive emotionale Resonanz (Lachen!) von Mitspieler*innen verstärkt, die bereits weiter in der Behandlung fortgeschritten sind. Durch den Effekt dieser sozialen Aktivierung wird in der Psychoedukation verdeutlicht, wie sehr die depressive Verhaltenslosigkeit die Erkrankung aufrechterhält und wie spontanes Verhalten (sogar fehlerhaftes!) in der Gruppe zu positiven Emotionen führen kann.

Spiel: Szene ohne A

Die Teilnehmer*innen finden sich in Dreierteams zusammen. Person A gibt eine Szene vor und einen Buchstaben, der in der Szene nicht gesagt werden darf (z. B. Vater und Sohn beim Angeln ohne den Buchstaben F). Es ist eine Übung, bei der Fehler gemacht werden sollen. Personen B und C spielen die Szene. Sobald der Buchstabe doch gesagt wird (Person A passt auf!), jubeln alle drei begeistert. Dann wird gewechselt (neuer Buchstabe, neue Situation).

Frage zur Reflexion:

Wie fühlt es sich an, wenn ein Fehler bejubelt wird?

In AI-Gruppen wird so erfahrbar, was es bedeutet, einfach mal mitzuspielen, spontanes Verhalten zu zeigen, ohne Angst vor Fehlern haben zu müssen, wodurch Gefühle der Insuffizienz und des Tiefstatus verringert werden. Die Erfahrung, nicht emotional vorwegzunehmen, welche negativen sozialen Konsequenzen mein Verhalten haben könnte, ist gewissermaßen das Gegenteil des Grübelns.

Dieselben Übungen sind auch für die Psychoedukation und Therapie bei sozialen Phobien und Persönlichkeitsstörungen des DSM-Clusters C (American Psychiatric Association, 2013) geeignet. Hier ist es ebenso wie bei der chronischen Depression sinnvoll, neue Erfahrungen durch Statusspiele zu ermöglichen. Patient*innen mit sozialem Tiefstatus bzw. sozialen Ängsten können hier die bewusste Erfahrung machen, wie die alltägliche Tiefstatus-Verkörperung sie auf Dauer in dieser Position fixiert.

> **Spiel: Auf dem Markt**
> Die Teilnehmer*innen ziehen Zettel mit den Zahlen 1 und 2 (1 = niedriger Status, 2 = hoher Status). Es gilt dann, auf einem Wochenmarkt den eigenen Status gegenüber den anderen zu zeigen, was typischerweise mit dem sozialen Status bzw. Rang dargestellt werden kann. Beispielsweise fordert ein dominanter Marktleiter (auf dem Zettel steht eine 2) die Verkäuferin an dem kleinsten Stand auf, die Berechtigungskarte vorzuweisen. Es kann jedoch auch sein, dass der Marktleiter (auf dem Zettel steht eine 1) beispielsweise sehr unterwürfig und unsicher auftritt und sich das Prozedere mit den Berechtigungen nochmal erklären lässt.
> Dann tauschen die Teilnehmer*innen ihre Zahlen bzw. ihren Status und es wird eine neue Szene gespielt, z. B. im Bahnhof, auf dem Schulfest, bei der Ausstellungseröffnung oder der Einweihungsparty zum neuen Wasserkraftwerk. Möglich ist auch, dieselbe Szene nochmal mit denselben Rollen zu spielen, aber nun im entgegengesetzten Extrem der Dominanzachse.

Ziel: Dominanzachse im Circumplexmodell erleben, Flexibilität des eigenen »Statusverhaltens« erhöhen

Fragen zur Reflexion:

- In welcher Rolle war es leichter, in Kontakt zu kommen?
- In welcher Rolle haben Sie bzw. die anderen auf Sie sympathischer gewirkt?
- In welcher Rolle gab es mehr/weniger Konflikte?
- In welcher Rolle hatten Sie ein stärkeres Gefühl von Kontrolle?

Im nächsten Schritt können Spiele eingesetzt werden, um die bewusste Wahrnehmung und Gestaltung von Statussignalen zu fördern.

Spiel: Status-WG
Vier Teilnehmer*innen bekommen jeweils einen Zettel mit einer Zahl zwischen 1 und 4 (1 = niedriger Status, 4 = hoher Status), die die anderen nicht sehen dürfen. Drei Personen sitzen nebeneinander und bilden eine Wohngemeinschaft, die eine*n vierte*n Mitbewohner*in sucht. Die vierte Person setzt sich den anderen drei Teilnehmer*innen gegenüber. Die WG und der*die Kandidat*in für das vierte Zimmer befragen sich gegenseitig, wobei sowohl die WG-Bewohner*innen als auch der*die Bewerber*in sich entsprechend dem Status auf dem Zettel verhalten.
 Frage hinterher an alle Teilnehmer*innen und die Zuschauer*innen: Wer hat welchen Status?

Ziel: Flexibilität im Statusverhalten, ggf. Reflexion hinsichtlich beider Achsen des Circumplexmodells

4 Die Domänen des SPACE-Modells

Fragen zur Reflexion:

• Wie wurde der Hochstatus angezeigt, gab es eine Tendenz auf der Affiliationsachse?
• Ist das ein typisches Muster bei Ihnen?
• Wie könnten Sie im Alltag alternativ Dominanz zeigen?

Variante: Statt alle Zahlen zwischen 1 und 4 auf die Zettel zu schreiben, steht auf zwei Zetteln die Zahl 4. Insbesondere, wenn die Teilnehmer*innen dies vorher nicht wissen, ergeben sich spannende Statuskämpfe.

Diese Möglichkeit zur Einsicht ist auch für die gegenteilige Ausprägung der Fixierung im Hochstatus von Interesse, die sich z. b. bei narzisstischen Persönlichkeitsstörungen findet. Interessante Übungen bei Fixierungen im Hochstatus sind Wettbewerbe um Tiefstatus, Status-WG sowie Statuswechsel als komplementär dialektisches Aushandlungsprinzip. Zudem entsteht im gemeinsamen Spiel automatisch ein Austausch auf Augenhöhe, in dem das Gespräch über die Effekte des Statusverhaltens erleichtert wird.

Das Spiel mit dem Wechsel von Hoch- und Tiefstatus bietet auch für Patient*innen mit emotional instabiler Persönlichkeitsstörung die Möglichkeit, aktive Erfahrungen mit der situativen Dialektik des Führens und Folgens zu machen. Noch vielversprechender für diese Patient*innengruppe scheint das Spiel auf der Verbundenheitsachse in der Dialektik zwischen sozialer Nähe und Distanz, die im Kapitel »Annäherungsorientierung« (▶ Kap. 4.4) beschrieben ist.

Bei dauerhafter Einnahme einer unverbunden-feindlichen Hochstatusposition, die sich im ICD-10 (World Health Organization, 2004) z. B. unter der Diagnose der dissozialen Persönlichkeitsstörung findet (»es besteht eine niedrige Schwelle für aggressives, auch gewalttätiges Verhalten«), kann in bestimmten Kontexten ebenfalls der Einsatz von AI versucht werden. Tatsächlich werden Improvisationstrainings auch zunehmend für die Insass*innen von Justizvollzugsanstalten angeboten.

4.2.4 Beispiel-Übungen für Patient*innen

Die im Folgenden genannten Übungen bauen aufeinander auf. Das Ziel der Übungen ist, das eigene Interaktionsverhalten hinsichtlich des Status- bzw. Dominanzverhalten zu flexibilisieren. Dies wird möglich, indem auch extremere, im Alltag üblicherweise nicht gezeigte Statusausprägungen spielerisch körperlich und interaktionell erlebt werden können.

- Status körperlich erleben
- Status-Reihe
- Auf dem Markt
- Status-WG
- Status-Kette
- Status-Wechsel

Die Beschreibung der Übungen, Hinweise zur Durchführung sowie Fragen zur Reflexion sind in den Online-Materialien zu finden. Den Weblink zum Download finden Sie am Ende dieses Buchs im ▶ Kap. Zusatzmaterial zum Download.

4.2.5 Selbsterfahrung und Training für Psychotherapeut*innen

Die therapeutische Kompetenz, Interaktionssituationen flexibel gestalten zu können, ist in den letzten Jahren zunehmend in das Blickfeld gerückt. Diese Flexibilität ist insbesondere deshalb eine wichtige Voraussetzung, da Therapeut*innen mit sehr unterschiedlichen Patient*innen arbeiten können sollen (Constantino et al.,

2013). In diese Richtung zeigte auch eine Studie von Anderson et al., die einen Zusammenhang zwischen dem Therapieergebnis und der Fähigkeit der Therapeut*innen fanden, mit interpersonell herausfordernden Situationen umzugehen (Anderson et al., 2009). Dabei ist zum einen wichtig, die Beziehungsangebote von Patient*innen wahrzunehmen, und zum anderen zu erkennen, welches Beziehungsangebot wiederum für die Patient*innen in einer konkreten Situation hilfreich – etwa im Sinne einer neuen Lernerfahrung – ist. Auch hier kann das Circumplexmodell eine wertvolle Basis zum Verständnis der Interaktion bieten. Insbesondere in Situationen, in denen Patient*innen sich distanziert-feindlich zeigen, wird die komplementäre, also »reflexhafte« (im Sinne einer natürlich-spontanen) Reaktion zu einem (Ab-)Bruch in der therapeutischen Beziehung führen.

Ein Beispiel:

Patient: »Ich wollte eigentlich zu Ihrem Chef! Sie sind noch sehr jung, ich glaube nicht, dass Sie mir helfen können.«

Reflexhafte Antwort: »Der Chef führt keine Erstgespräche. Wenn es Ihnen nicht recht ist, mit mir zu sprechen, dann haben wir hier leider kein Behandlungsangebot für Sie.«

In der AI können wir trainieren, zum einen auch hier freundlich und damit hilfreich zu bleiben und zum anderen flexibles Statusverhalten zu zeigen.

Eine mögliche Antwort (im Tiefstatus): »Sie haben recht, ich bin noch sehr jung. Haben Sie denn schon schlechte Erfahrungen mit jungen Therapeut*innen gemacht?«

Alternative Antwort (Statuswippe: Wechsel Tief-, Hoch- und wieder Tiefstatus): »Sie haben recht, ich bin noch sehr jung. Das hat den Vorteil, dass ich auf dem aktuellsten Stand bin, was Psychotherapie anbelangt, und hochmotiviert, Ihnen zu helfen. Wollen Sie es mit mir versuchen?«

Zentral dabei ist es, die eigenen reflexhaften Impulse an sich wahrzunehmen und gleichzeitig bei distanziertem Verhalten nicht komplementär zu reagieren, sondern immer freundlich zu bleiben. Hinsichtlich der Dominanzachse gilt, sich durchaus zunächst komplementär zu verhalten, um dann später ggf. über nicht komplementäres Verhalten Veränderungen im Interaktionsverhalten bei Patient*innen zu initiieren. In welchen konkreten Situationen Therapeut*innen eher führendes und wann eher folgendes Verhalten zeigen sollten und wie dies dann genau ausgestaltet ist, ist verfahrens- und methodenabhängig. Wir können jedoch festhalten, dass die Flexibilität im Interaktionsverhalten über alle Therapieverfahren und -methoden hinweg eine wichtige therapeutische Kompetenz darstellt. Dabei zeigt sich, dass das nonverbale Verhalten von Therapeut*innen stärker mit einer guten therapeutischen Beziehung korreliert als das verbale Verhalten (Caspar et al., 2005). Auch vor diesem Hintergrund kann AI hilfreich sein, etwa um im Sinne des Embodiments verschiedene Positionen im Circumplexmodell auszuprobieren und über immer wieder neue Spiele und Szenen so zu verinnerlichen, dass der flexible Einsatz möglich wird – und dabei authentisch wirkt.

Eine wichtige Lernerfahrung – insbesondere für psychotherapeutisch tätige Ärzt*innen – ist die Erkenntnis, dass es für Patient*innen hilfreich sein kann, wenn ich als Therapeut*in – d. h. als Expert*in für Veränderung – in den Tiefstatus gehe. Anders als in vielen anderen klinischen Fachrichtungen ist es in der Psychotherapie oftmals nicht geboten, als »allwissende*r Expert*in« aufzutreten. Vielmehr geht es darum, aus dem Tiefstatus heraus als therapeutische Intervention oder Haltung Patient*innen dazu anzuregen, selbst aktiv Verantwortung für die eigene Veränderung in der Therapie zu übernehmen, z. B. über die Columbo-Technik oder auch im Sokratischen Dialog. Letztlich sind Patient*innen immer die Expert*innen für sich selbst und ihr eigenes Erleben.

Wenn wir mit Kolleg*innen im Sinne der Selbsterfahrung spielen, kommt regelmäßig die Frage auf, ob Dominanz das gleiche ist wie Extraversion. Extraversion umfasst zum einen Durchsetzungskraft, zum anderen Begeisterungsfähigkeit, d.h. das Erleben positiver Emotionen und die Freude an Affiliation. In einer Studie von Soldz et al. (Soldz et al., 1993) zum Zusammenhang der beiden Achsen des Circumplexmodells mit den Big Five der Persönlichkeit (Extraversion, Gewissenhaftigkeit, Neurotizismus, Verträglichkeit und Offenheit) korreliert Dominanz tatsächlich signifikant und ausschließlich mit Extraversion (ähnlich auch Barford et al., 2015); Extraversion hingegen korreliert in gleicher Stärke auch mit der Affiliationsachse (Soldz et al., 1993), sodass wir annehmen können, dass Personen mit einer hohen Ausprägung der Extraversion häufiger Verhalten im freundlich-dominanten Kreissegment zeigen. In der AI ist es aus unserer Sicht das Ziel, unabhängig von den individuellen Ausprägungen von Persönlichkeitseigenschaften den Verhaltensspielraum und damit die Flexibilität zu erweitern.

Als Übungen bieten sich alle zuvor beschriebenen Übungen an, zudem hier noch weitere Anregungen:

- Status-Kampf: nach oben oder unten konkurrieren
- Status-Raten

Fragen zur Reflexion der Übungen:

- Wie habe ich mich in der Übung gefühlt? Wie fühle ich mich in der dominanten/unterwürfigen Rolle?
- War ein Statuswechsel intendiert? Wie ist mir dieser Wechsel gelungen? Habe ich mein Gegenüber wie einen Rockstar aussehen lassen?
- In welchem Bereich von Dominanz und Unterwürfigkeit fühle ich mich wohl/bewege ich mich im Alltag?

- Wo sehe ich Parallelen zur Psychotherapie? Mit welchem Verhalten, welchen Körperhaltungen etc. kann ich in der Psychotherapie führend und folgend handeln?
- In welchen Situationen in der Psychotherapie ist es hilfreich, dass ich mich dominant verhalte? Wann sollte ich mich eher unterwürfig verhalten? Was macht das mit meinem Gegenüber? Erinnere ich konkrete Situationen, in denen ich rückblickend vielleicht ein anderes Dominanzverhalten hätte ausprobieren sollen?
- Wann sollte ich wechseln? Wie kann der Wechsel gelingen? D. h., wie kann ich meinen Status senken oder erhöhen?
- Was fällt mir in dem Bereich des Circumplexmodells in der Psychotherapie/im Patient*innengespräch leicht, was finde ich schwierig oder herausfordernd?
- Wie kann mir das Training mit der AI hierbei helfen?
- Was nehme ich heute aus dieser Übung für meine berufliche Tätigkeit mit?

Frauen und Status

Die Muster des Konkurrenzverhaltens sind häufig geschlechter- bzw. genderstereotyp beobachtbar, wobei in der weiblichen Rolle eine rein dominante Kommunikationsform weniger Einfluss auf andere entfaltet als in einer verbundenen Position (Carli, 2001). Daraus ergibt sich die Frage, wie neben den häufig beobachteten »männlichen« Verkörperungen des Hochstatus »weibliche« Dominanzpositionen verkörpert werden können.

Wenn wir in unseren Workshops Kolleginnen fragen, wie sie hohen Status anzeigen, wird rückgemeldet, dass viele der typischen Hochstatus-Verhaltensweisen (die sogenannten Power-Posen) wie breitbeiniges Sitzen für Frauen nicht passend erscheinen. Frauen wurden über Jahrzehnte tendenziell dazu erzogen, Tiefstatuspositionen einzunehmen, und auch im heutigen Alltag wird solches Verhalten oftmals noch gezeigt, vielleicht sogar erwartet und positiv verstärkt (wir denken an typisch weibliches Verhalten beim Flirten). Auch aufgrund ihrer körperlichen Voraussetzungen ist es oftmals für Frauen schwieriger, hohen Status anzuzeigen: Frauen nehmen weniger Raum ein, schauen oftmals (zwangsläufig aufgrund ihrer Körpergröße) zu (männlichen) Gesprächspartnern nach oben, haben höhere (und damit nicht selten auch leisere) Stimmen, die sich beim Lautwerden womöglich auch noch überschlagen. In unserer Trainingsgruppe stand eine 1,60 m große Oberärztin vor einem 1,80 m großen Kollegen mit breitem Rücken und lauter Stimme und sollte Hochstatus anzeigen – eine Herausforderung! Und gleichzeitig ist es umso wichtiger, genau dies zu trainieren. Wie kann ich Hochstatus anzeigen und gleichzeitig im Annäherungsmodus bleiben? Aus der Perspektive der Improspieler*innen kann ich mir den hohen Status nicht nehmen, wenn die anderen Spieler*innen ihn mir nicht geben (im Sinn des Prinzips, das Gegenüber gut aussehen zu lassen) – und in dem Fall, dass sie ihn mir nicht zugestehen, gibt es nur die Möglichkeit, ihn mir über distanziertes Verhalten zu nehmen. Die Übungen der AI können dabei unterstützen, individuell herauszufinden, in welchem Bereich der Dominanzachse eine Person sich wohlfühlt und wie sie spielerisch diesen Bereich erweitern kann. Wir selbst haben gemeinsam mit im Management tätigen Patientinnen die Erfahrung gemacht, dass sich die AI wunderbar als Experimentalraum zur Entwicklung weiblicher Statusverkörperungen eignet.

4.3 Präsenz

4.3.1 Bedeutung von Präsenz für die Improvisation

Ein wesentliches Merkmal des Improvisationstheaters ist es, dass die Schauspieler*innen in den Szenen nicht vorausplanen, sondern alles im Moment entstehen lassen (siehe auch ▶ Kap. 4.5). Die wesentliche Voraussetzung dafür ist, dass sie mit ihrer Aufmerksamkeit ganz im

»Hier und Jetzt« sind. Nur dann ist es möglich, die Angebote der anderen und die eigenen Impulse wahrzunehmen. Sobald wir vorausdenken, sind wir mit unserer Aufmerksamkeit schon nicht mehr beim Gegenüber.

Auf dieser Basis definieren wir den Begriff der »Präsenz« als gleichzeitige Offenheit und Genauigkeit in Wahrnehmung und Ausdruck. Die Verbindung dieser beiden Aspekte liegt in der Verkörperung. Am Beispiel des Spiels »Auf dem Markt« (▶ Kap. 4.2.3) wird erfahrbar, was es bedeutet, sich mit seinem Körper im Tiefstatus zu bewegen: Durch meine eingesunkene Haltung und meine ausweichenden Bewegungen wird für alle erkennbar, dass ich mich unterwerfe, keine Gefahr bin. Gleichzeitig sehe ich mit dem in dieser Körperhaltung gesenkten Blick nur Teile des Raumes, vielleicht scanne ich den Raum gehetzt nach potentiellen Gefahren ab. Im Hochstatus hingegen, mit erhobenem Kopf, aufgerichtet, überblicke ich den ganzen Raum, suche aktiv Blickkontakt, fokussiere mich vielleicht auf interessante Angebote, die lustvolle Erfahrungen versprechen, d.h., ich lenke den Fokus meiner Aufmerksamkeit entsprechend meiner Wünsche und Bedürfnisse (▶ Kap. 4.4).

Auf der Bühne sind die Spieler*innen in ihrer Aufmerksamkeit doppelt gefordert: Einerseits müssen sie ganz im Moment sein, gleichzeitig müssen sie auch die Prinzipien des Improvisationstheaters, die Regeln des jeweiligen Spiels und den Prozess der Handlungsentwicklung als Ganzes im Blick behalten und steuern. Insbesondere bei längeren Bühnenformaten stehen die Spieler*innen vor der Herausforderung, nicht nur die eigenen Impulse und die Angebote der Mitspieler*innen achtsam wahrzunehmen, sondern sich auch Personen und Handlungsstränge sowie Details merken zu müssen, um sie wieder aufgreifen und fortführen zu können.

Ein Format, das diese Aufmerksamkeit auf mehreren Ebenen erfordert, ist der sogenannte »Harold«, eine von Del Close (Halpern et al., 1994) entwickelte Langform des Improvisationstheaters. Bei diesem Format werden zu einem – zu Beginn vom Publikum eingebrachten – Thema Assoziationen gesammelt, die dann in verschiedenen Szenen, Monologen und Liedern aufgegriffen werden. Solche darstellerischen Höchstleistungen zeigen eindrucksvoll, was sich mit Präsenz im sozialen Miteinander erreichen lässt.

4.3.2 Psychologische, neurobiologische und klinische Grundlagen von Präsenz

Eine der kunstvollsten Demonstrationen der möglichen Wirkung interpersoneller Präsenz ist aus unserer Sicht die Performance »The Artist ist Present« von Marina Abramović im Jahr 2010 (Museum of Modern Art New York, 2023). Sie saß in dieser Performance über drei Monate annähernd 1.000 Besuchern des New Yorker MoMA in direktem Blickkontakt gegenüber. Der überwältigende Erfolg dieser Performance war auch für viele Psychotherapeut*innen eine Anregung, über interpersonelle Präsenz in ihrem professionellen Kontext nachzudenken.

Interpersonelle Präsenz im menschlichen Alltag

Der direkte Blickkontakt ist im menschlichen Alltag eines der stärksten Signale. Er besitzt eine hohe Relevanz (Salienz) gegenüber anderen Reizen, erzeugt physiologische Aktivierung über das System der Emotionsverarbeitung, insbesondere über eine Aktivierung der Amygdala (Hietanen, 2018). Wie nutzen wir diesen biologisch tief verankerten Mechanismus zur Unterstützung unserer alltäglichen Kommunikation? Während eines privaten Gespräches mit durchaus persönlichen Themen wird ganz selbstverständlich zum Smartphone gegriffen, um parallel Nachrichten anderer Personen zu beantworten. Bei der Gelegenheit schnell noch ein Blick auf die Fußballergebnisse: »Red nur weiter, ich hör dir zu«. Menschen sind allerdings nicht erst seit Erfindung des Smartphones unaufmerksame Gesprächspartner*innen.

Bereits 1953, also lange vor dem ersten Smartphone, beschrieb Cherry den »Cocktailparty-Effekt« – die menschliche Tendenz, mit der eigenen Aufmerksamkeit aus dem Raum des Gesprächs mit den aktuellen Interaktionspartner*innen in den Raum einer anderen, weiter entfernten Interaktion abzuschweifen (Cherry, 1953). Jede*r Leser*in kann sich in diesem Sinne fragen, wann er*sie zuletzt über einen längeren Zeitraum die volle Aufmerksamkeit eines anderen Menschen hatte. Die Erfahrung von Patient*innen, von ihrer Umwelt nicht richtig wahrgenommen zu werden, ist also wahrscheinlich weder neuartig noch spezifisch für Menschen mit psychischen Erkrankungen. Sie beschreibt am ehesten das störungsbedingte Problem, der alltäglichen zwischenmenschlichen Unaufmerksamkeit nicht mit genug Präsenz begegnen zu können, um angemessen wahrgenommen zu werden. Es gilt also, die Fähigkeit zur Präsenz so weit aufzubauen, bis sie genug zwischenmenschliche Aufmerksamkeit für eine eindeutige Kommunikation erzeugen kann.

Als Antwort auf dieses Problem hat Rogers 1957 die Technik des »aktiven Zuhörens« (Rogers & Farson, 1957) explizit konzeptualisiert, d.h. die aktive motorische Versicherung der Aufmerksamkeit durch Hörersignale. Die Idee einer motorisch verkörperten interaktionellen Aufmerksamkeit findet sich auch im aktuell viel beachteten Rupture-Repair-Modell therapeutischer Beziehung von Safran et al. (Safran et al., 2011), das zeigt, wie sich diese Beziehung durch die zyklische Wahrnehmung und Reparatur von Beziehungsbrüchen stabilisieren lässt.

Grundlagen der Präsenz in der therapeutisch angewandten Improvisation

In der AI entsteht interaktionelle Präsenz im gemeinsamen Spiel durch motorische und sensorische Wechselwirkung der Partner*innen: Einerseits aus Lenkung der eigenen selektiven Aufmerksamkeit und andererseits aus der Lenkung der Aufmerksamkeit des Gegenübers durch die aktive Ausgestaltung von Angeboten. Ohne die gleichzeitige Genauigkeit in Ausdruck und Wahrnehmung wären Langformate auf der Bühne undenkbar.

Durch AI lässt sich so eine neue Art von Achtsamkeit definieren, die in der zwischenmenschlichen Interaktion wirkt. Die *interaktive*

Achtsamkeit erweitert das allgemein verbreitete Verständnis der Achtsamkeit in der Psychotherapie um den aktiven Beitrag des eigenen motorischen Ausdrucksverhaltens im sozialen Raum. Improvisation trainiert als Elemente einer solchen interaktiven Achtsamkeit nicht nur die Genauigkeit der Wahrnehmung, sondern auch die Genauigkeit des eigenen Ausdrucksverhaltens für Emotionen und Intentionen. Wir sollten unseren Patient*innen daher als persönliche Grundkompetenz vermitteln, im sozialen Alltag mehr zu sein als unbewegte Sprecher*innen (»Talking Heads«).

Präsenz hat auf der Improvisationsbühne zwei Aspekte, die sich auch mit einer Bühnenmetapher erklären lassen. Die Spieler*innen richten zunächst ihre Aufmerksamkeit wie einen Scheinwerfer aus, der im Raum umherwandert und nach Spielangeboten sucht (Aufmerksamkeit). Gleichzeitig gestalten die Spieler*innen durch ihr Verhalten selbst Spielangebote, die so deutlich (salient) sind, dass sie die Aufmerksamkeit im Bühnenraum auf sich ziehen und dabei in ihren Intentionen verstanden werden (Ausdruck). Im Idealfall ist jede*r Spieler*in in der Lage, gleichzeitig beide Prozesse aufrechtzuerhalten.

Hierzu werden die neurofunktionelle Domäne *Aufmerksamkeit* als wahrnehmende Komponente und die Domäne *kognitive Kontrolle* als motorische Gestaltungskomponente der Präsenz benötigt. Eine gelungene zirkuläre Interaktion dieser Komponenten bietet unseres Erachtens die Grundlage dafür, interaktive Achtsamkeit als Kompetenz und als Bewusstsein für Wechselwirkungen in sozialen Interaktionen zu entwickeln.

Aufmerksamkeit und Wachheit

Es lassen sich verschiedene Teilfunktionen der Aufmerksamkeit unterscheiden, von denen die selektive Aufmerksamkeit wohl am besten untersucht ist. »Selektive Aufmerksamkeit ist die Fähigkeit, die Aufmerksamkeit auf einen Reiz, einen Gedanken oder eine Handlung zu richten, während andere, irrelevante Reize, Gedanken und Handlungen ignoriert werden« (Gazzaniga et al., 2018, S. 277). Die selektive

Aufmerksamkeit lässt sich auf zwei Arten steuern. Bei der endogenen Steuerung bzw. der Top-down-Kontrolle wird die Aufmerksamkeit während eines mentalen Prozesses, z. B. der Abarbeitung einer Aufgabe oder der Verfolgung einer Spielregel, gezielt auf eine interne Repräsentation oder einen äußeren Reiz ausgerichtet. Im Gegensatz dazu zieht bei der exogenen bzw. Bottom-up-Kontrolle ein besonders auffälliger Reiz die selektive Aufmerksamkeit auf sich. Die Bezeichnungen Top-down und Bottom-up illustrieren auch die Verarbeitungswege im Gehirn, indem höher (dorsal) gelegene Kortexregionen die Aufmerksamkeit zielgerichtet steuern und tiefere (ventrale) Kortexregionen die Aufmerksamkeit auf plötzlich auftretende Reize mit hoher Relevanz (Salienz) ausrichten.

In einer Bühnenmetapher für diese Aufmerksamkeitsprozesse sind es damit entweder die Beleuchter*innen, die den Spotscheinwerfer nach der Regieanweisung – also der Top-down-Steuerung der Aufmerksamkeit – führen, oder die improvisierenden Schauspieler*innen, die durch besonders eindrucksvolle Aktionen die Aufmerksamkeit – durch Bottom-up-Steuerung – auf sich ziehen. Für das Gelingen der Aufführung ist es wie für die konsistente Informationsverarbeitung im Gehirn unerlässlich, dass beide Prozesse abgestimmt sind, d.h. die Führung des Scheinwerfers und die Aktionen der Darsteller*innen zusammenspielen. Damit dies gelingt, muss die Improvisation gleichzeitig die selektive Aufmerksamkeit für den aktuellen Fokus der Handlung und ihre Fortentwicklung und die gleichzeitige Offenheit für neue Angebote der Mitspieler*innen trainieren. Das erscheint zunächst extrem schwierig. Der Cocktailparty-Effekt zeigt, wie leicht die Aufmerksamkeit aus der aktuellen Interaktion zu Themen außerhalb der eigentlichen Szene abschweift. Daher gilt in der AI folgender Grundsatz der selektiven Aufmerksamkeit: »Sei präsent«, der sich nach Lösel (Losel, 2013) leichter in seiner negativen Formulierung verstehen lässt: »Denk nicht nach! Sei nicht in deinem Kopf! Plane nicht voraus!« Auch in täglichen Beziehungen ist die Aufmerksamkeit oft nicht ausreichend auf die gegenseitigen Spielangebote ausgerichtet, sondern – von außen unsichtbar – durch Gedanken abgelenkt. Paartherapeut*innen können ausführlich davon berichten.

»Wie war es beim Zahnarzt?«

»Wieso Zahnarzt?«

»Ich hatte dich doch beim Frühstück ausdrücklich gebeten, mit Anna zum Zahnarzt zu fahren ...«

Selektive Aufmerksamkeit kann nicht nur durch äußere Ablenkung, sondern auch im Rahmen psychischer Störungen eingeschränkt sein, z. B. durch erhöhte Selbstaufmerksamkeit bei Depressionen oder Angststörungen.

»Ich war so fixiert auf die Angst und die Bemühung, mich nicht zu blamieren, dass ich gar nichts vom Treffen mit den anderen hatte.«

Die AI kann hier helfen, die Mechanismen der selektiven Aufmerksamkeit unmittelbar erfahrbar zu machen und gleichzeitig zu trainieren. Es ist eindrücklich, wie gut dies besonders mit den elementarsten Übungen für prinzipiell alle Patient*innen möglich ist.

> **Spiel: Klatschkreis**
> Alle Teilnehmer*innen stellen sich in einem Kreis auf und reichen einen Klatsch-Impuls weiter.
>   Person A nimmt Augenkontakt mit Person B auf, klatscht ihr zu, diese wendet sich zu Person C um, schaut ihr in die Augen und gibt ihr den Klatschimpuls weiter. Die Teilnehmer*innen können die Richtung spontan wechseln, z. B. indem Person B den Impuls an Person A zurückgibt, anstatt sich zu Person C zu wenden. Die Teilnehmer*innen können außerdem hüpfen oder sich ducken, um dem Impuls auszuweichen, sodass er direkt auf die übernächste Person übergeht. Der Impuls kann auch diagonal durch den Kreis

verschickt werden: dann ohne die Option, sich zu ducken, sonst ist der Impuls weg und muss erst wieder z. B. unter dem Stuhl hervor zurück in den Kreis geholt werden.

Ziel: Aufmerksamkeit im Hier und Jetzt, Aufmerksamkeit auf die anderen Teilnehmer*innen ausrichten und eigene Signale deutlich genug gestalten, um die Aufmerksamkeit der anderen Teilnehmer*innen auf diese zu lenken

Besonders zu erwähnen ist dabei, dass die Fähigkeit, direkten Augenkontakt aufzubauen, nicht nur die selektive Aufmerksamkeit in der Interaktion lenken kann, sondern auch hilfreich ist, um einen Hochstatus zu erreichen (Hall et al., 2005).

Neben der selektiven Aufmerksamkeit ist auf der Bühne des Alltags auch die generelle Wachheit für soziale Reize eine wichtige Ressource: Damit soziale Signale und Handlungsangebote als Bottom-up-Reize vor dem Bühnenhintergrund erkennbar sind, braucht es auf der Bühne der Aufmerksamkeit eine gewisse Grundbeleuchtung, die sich als »Wachheit« oder »Arousal« bezeichnen lässt (Gazzaniga et al., 2018). Wachheit bzw. physiologische Aktivierung ist eine Voraussetzung zur bewussten Verarbeitung von inneren und äußeren Reizen. Sie lässt sich als Grundbereitschaft zur Reizwahrnehmung von der geteilten Aufmerksamkeit abgrenzen, die wir unter dem Begriff »Multitasking« (ebd.) abhandeln. Wachheit lässt sich mit einfachen Aufwärmübungen erreichen. Solche Aktivierungsübungen lassen sich auch zu Beginn einer Einzelbehandlung nutzen. Die Potentiale der Wachheit für soziale Reize erschließen sich im Spiel, wenn auf »magische« Weise kleinste motorische Impulse in einer Gruppe wahrnehmbar und teilbar werden.

Spiel: 54321 Ausschütteln von Armen und Beinen
Bei diesem Spiel stehen die Teilnehmer*innen im Kreis. Es werden nacheinander der rechte Arm, der linke Arm, das rechte Bein und

das linke Bein ausgeschüttelt, während jeweils rückwärts gezählt wird: 54321 (rechter Arm) – 54321 (linker Arm) – 54321 (rechtes Bein) – 54321 (linkes Bein), und dann 4321 (rechter Arm) – 4321 (linker Arm) usw., bis alle Gliedmaßen nur noch einmal ausgeschüttelt werden.

Spiel: Durch den Raum gehen
Alle Teilnehmer*innen gehen durch den Raum, dabei sollen sie den Raum gleichmäßig ausfüllen und sich nicht zur sehr in die Quere kommen. Die Teilnehmer*innen können beliebig oft vor einer anderen Person stehen bleiben, sie freundlich grüßen oder zurückgrüßen, wenn sie selbst gegrüßt werden, und dann gehen beide weiter.

Auf ein Zeichen der Gruppenleitung beginnen die Teilnehmer*innen, gemeinsam das Tempo zu variieren: mal wird das Tempo schneller, mal langsamer. Die Gruppenleitung sollte darauf achten, dass sich hier keine »Anführer*innen« etablieren, sondern sich die Veränderungen im Tempo gemeinsam entwickeln. Die schwierigste Stufe dieser Übung ist, wenn alle Teilnehmer*innen gleichzeitig stehen bleiben und dann wieder gemeinsam losgehen.

Ziel: Wachheit für die Bewegungen in der Gruppe

Solche Spiele trainieren die Wachheit für psychomotorische Signale im sozialen Raum als neue Bewusstseinsfacette auf verschiedene Arten: zunächst durch Aktivierungsübungen, die vor Beginn einer Aufführung oder am Beginn einer Gruppe eingesetzt werden, und während der Aufführung bzw. der Gruppe durch die Wahrnehmung der im Spiel aktivierten Emotionen der Mitspieler*innen (siehe ▶ Kap. 4.4.2).

Zusammenspiel von Aufmerksamkeit und Ausdrucksverhalten

Sobald es, wie oben geschildert, gelingt, die eigene Aufmerksamkeit im Spiel auszurichten, geht es im nächsten Schritt darum, die eigenen Angebote für die Mitspieler erkennbar zu machen. Eine Idee, ein Angebot oder ein Wunsch werden umso besser/leichter wahrnehmbar, je deutlicher sie gestaltet sind und so den Suchscheinwerfer der Aufmerksamkeit der Mitspieler*innen anziehen. Dies ist insbesondere für Patient*innen wichtig, die lebenslang die Erfahrung gemacht haben, dass ihre Angebote und Wünsche von anderen falsch oder gar nicht wahrgenommen werden.

Die kognitiven Neurowissenschaften haben gezeigt, dass Bottom-up-Aufmerksamkeit sich besonders gut durch neue, unerwartete Reize anziehen lässt. Nervensysteme extrahieren aus der Flut innerer und äußerer Informationen die relevanten Informationen auf der Basis von Vorhersagen (Clark, 2013). Reize, die vorhersagbar sind, werden in der Regel als weniger wichtig/weniger relevant ausgefiltert, was z. B. dazu führt, dass Menschen sich in der Regel nicht selbst kitzeln können (Blakemore et al., 1998).

Ein wesentliches Element der aktiven Präsenz ist somit die Betonung der Neuigkeit eines Angebots bzw. Reizes durch dessen kreative Gestaltung (▶ Kap. 4.5). Improvisation ist somit auch die Kunst, Unerwartetes entstehen zu lassen und Angebote durch überraschende Eigenschaften zu markieren. So lässt sich in Spielen erlernen, wie Angebote auf überraschende, für das Gegenüber unerwartete Weise ausgestaltet werden können, beispielsweise wenn bei der Weitergabe imaginärer Gegenstände ein winziger Ball plötzlich tonnenschwer wird und die Arme des Empfängers nach unten zieht. Als persönliche Ressource im Alltag ist die Erzeugung einer Überraschung oft schon dadurch erreichbar, dass ein Angebot bzw. eine Handlung besonders sorgfältig und detailliert ausgeführt wird, z. B. das Führen einer Tasse zum Mund mit einer detaillierten und zeitlich verlangsamten Bewegung, um den Aspekt des bewussten Genusses zu betonen.

> **Spiel: Flüsterpost mit Körper**
> Fünf bis sechs Personen stellen sich hintereinander auf. Die hinterste Person bekommt von der Gruppenleitung eine Tätigkeit genannt, die sie spielen soll, z. B. Wäsche aufhängen. Person A tippt nun der Person vor sich (Person B) auf die Schulter, diese dreht sich um, und Person A spielt die Tätigkeit pantomimisch vor. Person B schaut zu, nickt dann und wendet sich wiederum Person C zu, tippt ihr auf die Schulter und spielt nun die bei Person A beobachtete Handlung vor. Die letzte Person hat die Aufgabe zu erraten, um welche Handlung es sich handelt. Zudem werden die beiden Handlungen bei der ersten und bei der letzten Person verglichen.
>
> *Ziel:* Aufmerksamkeit, Genauigkeit in der Beobachtung und in der Spiegelung

Eine andere Möglichkeit ist die detaillierte Ausgestaltung der Angebote, z.B. durch eine besondere Art zu sprechen. Eines der eindrücklichsten Alltagsbeispiele für eine aktive Gestaltung von Angeboten ist die sogenannte Ammensprache. Eltern tendieren dazu, Babys und Kleinkinder in einer veränderten – meist höheren – Stimmlage anzusprechen und gewinnen so auch in Gegenwart mehrerer anderer Menschen die Aufmerksamkeit des Kindes. Dieser Mechanismus des aktiven Aufbaus einer gemeinsamen selektiven Aufmerksamkeit als Verbindung zwischen Eltern und Kind scheint für die Entwicklung der Selbstrepräsentation des Kindes elementar wichtig zu sein (Fonagy & Target, 1997). Gerade die elementaren Übungen der Improvisation wie Klatschkreise, Spiegelungen und Synchronisationsübungen können wunderbare neue Erfahrungen einer solchen Präsenz in der Interaktion ermöglichen.

Multitasking

Der Begriff des »Multitaskings« wird oft missverstanden als die Fokussierung auf eine Reizquelle, die außerhalb des aktuellen Handlungskontextes bzw. sozialen Interaktionsraums liegt, ähnlich wie im Cocktailparty-Effekt beschrieben. Ein Alltagsbeispiel für missverstandenes und i. d. R. misslingendes Multitasking im sozialen Raum ist die dissoziative Wirkung mobiler Apps.

In der AI wird der Begriff des Multitaskings dagegen im Sinne der neurofunktionellen Definition gebraucht, d. h., es geht darum, mit voller Aufmerksamkeit innerhalb eines Interaktionsraumes bzw. Spiels zu bleiben und dabei möglichst viele Informationsquellen und Spielregeln mit voller Aufmerksamkeit zu verfolgen. Neurowissenschaftlich konnte gezeigt werden, dass sich Multitasking auch noch in hohem Alter trainieren lässt (Anguera et al., 2013). Im untersuchten Design mussten die Proband*innen innerhalb eines Autorennspiels auf verschiedene Signalarten entlang der Strecke reagieren. Das Training war mit einer veränderten Aktivität des mPFC verbunden, der wie im Kapitel »Status« (▶ Kap. 4.2) beschrieben auch für das Treffen flexibler Entscheidungen benötigt wird.

Die AI bietet zahlreiche Spiele, die mit dem Spiel im o. g. Multitasking-Experiment vergleichbar sind, da entlang eines Handlungsablaufs mehrere unterschiedliche Regeln auf die jeweils eintreffenden Signale anzuwenden sind.

Spiel: 1–2–3
Diese Übung wird paarweise oder zu viert durchgeführt. Das Prinzip ist einfach: es soll bis 3 gezählt werden. Im ersten Schritt sagen die Teilnehmer*innen reihum jeweils die nächste Zahl und fangen nach 3 wieder bei 1 an, sodass ein Rhythmus entstcht. »1–2–3–1–2–3–1–...«. Im zweiten Schritt wird die Zahl 1 durch eine beliebige Geste, z. B. Schnipsen, ersetzt: »schnips-2–3–schnips-2–3–...«

Im dritten Schritt wird auch die Zahl 2 durch eine Geste ersetzt, z. B. das Klopfen auf die Schulter: »schnips-klopf-3-schnips-klopf-3-...« Im letzten Schritt wird nun auch noch die Zahl 3 durch eine Geste ersetzt, z. B. Zunge rausstrecken: »schnips-klopf-Zunge raus-...«

Spiel: Vortrag mit Störungen
Diese Übung kann zu zweit oder auch in kleinen Gruppen durchgeführt werden. Person A hält einen Vortrag über ein vertrautes Thema oder berichtet von einem Erlebnis aus der jüngeren Vergangenheit. Person B nennt während des Vortrags Wörter, die nichts mit dem Inhalt zu tun haben. Die Aufgabe für Person A ist es nun, diese Wörter möglichst flüssig und stimmig in den Vortrag einzubauen.

Ziel: verbundene Aufmerksamkeit mit Multitasking

Die Förderung von Multitasking eröffnet Patient*innen neue Möglichkeiten für die soziale Interaktion, in der es gilt, gleichzeitig Signale auf der Inhaltsebene und der Beziehungsebene wahrzunehmen und parallel auf sie zu reagieren. Dies gilt ebenso für die therapeutischen Aufgaben im Therapieprozess, in dem kontinuierlich gleichzeitig Aufmerksamkeit für die Inhalte und für die Detektion und Reparatur von Beziehungsbrüchen (Safran et al., 2011) erforderlich sind.

Funktionelle Elemente der Präsenz in der therapeutisch angewandten Improvisation

Es ist davon auszugehen, dass durch AI mehrere Elemente der Präsenz im Sinne interaktiver Achtsamkeit als persönliche und soziale Ressource gefördert werden. Es lassen sich folgende funktionelle Ziele des Trainings beschreiben:

1. *Kontinuierliche Wachheit und fokussierte Aufmerksamkeit:*
   Mit Improvisation lassen sich Wachheit für soziale Signale und die Fokussierung der selektiven Aufmerksamkeit auf die entdeckten Signale trainieren.
2. *Genauigkeit des Ausdrucksverhaltens:*
   Die Fähigkeit zur exakten und verständlichen motorischen Gestaltung von Angeboten wird als grundlegende Voraussetzung für das Zusammenspiel gestärkt.
3. *Multitasking:*
   Die Improvisation fördert die Integration der sensorischen und motorischen Fähigkeiten durch zahlreiche elementare Spiele und die gemeinsame Entwicklung einer Handlung.

Förderung der Präsenz als persönliche und soziale Alltagsressource

Der soziale Alltag ist ein Prozess der kontinuierlichen Aushandlung. Es gilt, die sozialen Signale anderer Menschen genau wahrnehmen und die eigenen Ideen und Wünsche deutlich ausdrücken zu können. Die AI fördert diese Fähigkeiten der interaktionellen Präsenz auf spielerische Weise und eröffnet so im persönlichen und sozialen Alltag neue Möglichkeiten. Dies erscheint insbesondere als wichtige Ressource für Menschen mit psychischen Erkrankungen, da diese häufig mit kognitiv oder affektiv bedingten Störungen sozialer Präsenz verbunden sind.

4.3.3 Psychopathologie und Psychoedukation

Allgemeine Störungen der Präsenz bei internalisierenden psychischen Störungen

Grundsätzlich sind viele psychische Störungen mit Störungen einzelner oder mehrerer der genannten Komponenten der sozialen Präsenz verbunden, häufig in Form von Störungen der Aufmerksamkeit. Beispielhaft gilt dies entsprechend der ICD-10 (World Health

Organization, 2004) für Depressionen (akzessorisches Symptom Konzentrationsstörungen), für Angst- und insbesondere Panikstörungen (affektiv bedingte Dissoziation) und dissoziative Störungen an sich. Besonders prägnant zeigt sich die Störung der Präsenz in Denkstörungen als Störung der willentlichen Aufmerksamkeitsausrichtung beim depressiven Grübeln (Spinhoven et al., 2018) oder den sich aufdrängenden Gedanken bei Zwangsstörungen. Hier können die elementaren Übungen zu Aufmerksamkeitsausrichtung und Ausdrucksverhalten, wie etwa Klatschkreise, genutzt werden, um die Aufmerksamkeit der Patient*innen sensomotorisch in der Gegenwart zu verankern und zu zeigen, wie sie sich durch aktive Präsenzgestaltung aus der Gefangenheit in einer retrospektiven Aufmerksamkeitsrichtung im Sinne des Grübelns bzw. repetitiven negativen Denkens befreien können.

Neurofunktionell zeigt sich in depressiven Episoden tatsächlich eine Überaktivierung des sogenannten Default-Mode-Networks, das immer dann aktiv ist, wenn keine äußeren Reize oder aktiven Handlungspläne bearbeitet werden. Eine Überaktivierung stellt somit einen Zustand dar, in dem das Gehirn im Grübeln gewissermaßen im »Standby« mit sich selbst beschäftigt ist (Zhou et al., 2020) – das Gegenteil von sozialer Präsenz. Die Präsenzübungen der AI zielen daher darauf ab, den nach innen gerichteten »Default«-Modus zu überwinden und Patient*innen eine sensomotorische Verbindung nach außen zu ermöglichen.

Die Aufmerksamkeit für die Außenwelt kann zudem durch erhöhte Aufmerksamkeit für eigene Fehler und die Wirkung nach außen (wie z.B. bei der sozialen Phobie) oder die Aufmerksamkeit für aversive eigene Gedanken (z.B. bei der Zwangsstörung) gestört sein. Einige der Spiele sind explizit auf das bewusste Gestalten von Präsenz in Gegenwart eigener Fehler angelegt. Bei Angst- und Traumafolgestörungen können mit Spielen der AI Störungen des Bewusstseins für die eigene interaktionelle Präsenz (in Form der Dissoziation, Depersonalisation, Derealisation) in den Fokus genommen und psychoedukativ exploriert werden.

4.3 Präsenz

Durch die Improvisationsspiele können Patient*innen mit internalisierenden Störungen ein Bewusstsein dafür entwickeln, wie die Ausrichtung ihrer Aufmerksamkeit nach innen und Grübeln soziale Präsenz behindern und wie sie mithilfe ihres körperlich aktiven Ausdrucksverhaltens und ihrer Aufmerksamkeitsausrichtung wieder zurück in den sozialen Austausch finden können. Ziele in der Angewandten Improvisation sind hier:

- Präsenz auch bei Fehlern aufrechterhalten (Handlungs- und Fehlerfreude im Gegensatz zum Grübeln)
- Aufmerksamkeit nach außen richten
- Multitasking trainieren

Aufmerksamkeitsstörungen

Selbstverständlich stellt auch die Aufmerksamkeitsdefizit-Hyperaktivitätsstörung in ihren Kernsymptomen (Unaufmerksamkeit, Impulsivität, Hyperaktivität und Desorganisation) nach DSM-5 und ICD-10 eine prototypische Störung der Präsenz dar (American Psychiatric Association, 2013; World Health Organization, 2004). Es liegt nahe, die Improvisationsspiele im Sinne interaktioneller Achtsamkeitsübungen für Patient*innen mit ADHS anzubieten. Erste Befunde berichten wir im Kapitel »Zielgruppen« (▶ Kap. 5.1). Für diese Patient*innen, die oft an Insuffizienzgefühlen leiden, kann es eine wertvolle neue Erfahrung sein, dass ihre Spontaneität, Impulsivität und Kreativität in der Improvisation positiv aufgenommen werden und sogar nützlich und gewinnbringend für das gemeinsame Spiel sind.

Erkrankungen des Schizophreniespektrums

Da die Schizophrenie nach der ICD-10 durch tiefgreifende Störungen von Denken und Wahrnehmung gekennzeichnet ist (World Health Organization, 2004), ist anzunehmen, dass viele Spiele der AI eine Überforderung für die Betroffenen darstellen. Unsere vereinzelten praktischen Erfahrungen der letzten Jahre bestätigen dies. Patient*-

innen mit noch undiagnostizierten Erkrankungen aus dem Schizophreniespektrum, die auf einer Station für die Therapie affektiver Störungen behandelt wurden, standen schnell ratlos am Rand der Gruppe. Das Herausfallen der Betroffenen aus der Gruppe lieferte uns zwar wichtige diagnostische Hinweise, sollte diesen Patient*innen allerdings als Insuffizienzerfahrung erspart werden. Möglicherweise lässt sich für sie ein passendes Format mit elementaren Präsenzübungen gestalten. Beispielsweise bieten sich hier Klatschkreise und einfache Imitations- und Spiegelungsübungen an. Zumindest weisen eigene Erfahrungen mit einem nicht primär improvisationsbasierten, sondern bewegungstherapeutischen Programm mit einfachen pantomimischen Elementen und bewusstem Erlernen von Bewegungssequenzen in diese Richtung.

4.3.4 Beispiel-Übungen für Patient*innen

Die ersten vier Übungen sind klassische Einstiegsübungen für den Beginn einer Stunde.

- Klatschkreis
- Wusch
- Platz tauschen oder: Stiller Kreis
- Durch den Raum gehen
- 1–2–3
- Was machst du da?
- Flüsterpost mit Körper

Die Beschreibung der Übungen, Hinweise zur Durchführung sowie Fragen zur Reflexion sind in den Online-Materialien zu finden. Den Weblink zum Download finden Sie am Ende dieses Buchs im ▶ Kap. Zusatzmaterial zum Download.

4.3.5 Selbsterfahrung und Training für Psychotherapeut*innen

Den besonderen Wert der Aufmerksamkeit, die wir unseren Patient*innen entgegenbringen, sollten wir nicht unterschätzen: Wann bekommen wir selbst über die Zeitspanne eines Einzelgesprächs die ungeteilte Aufmerksamkeit eines Gegenübers (ohne Blick aufs Smartphone)? Auch Rogers richtete in seinen späten Jahren den Blick auf die Bedeutung der Aufmerksamkeit für die Psychotherapie: »I am inclined to think that in my writing I have stressed too much the three basic conditions (congruence, unconditional positive regard, and empathic understanding). Perhaps it is something around the edges of those conditions that is really the most important element of therapy – when my self is very clearly, obviously present« (Baldwin, 2000, S. 30). Demnach stellt die Präsenz der Therapeut*innen die Verkörperung der Basisvariablen nach Rogers (Wertschätzung, Empathie und Echtheit) dar (ebd.).

Die große Bedeutung von Präsenz, Anwesenheit und Aufmerksamkeit zeigt sich auch in den Common Factors der Psychotherapie, also den Faktoren, die schulenübergreifend den Therapieeffekt beeinflussen. Die Erfahrung in der Psychotherapie, Erlebnisse und Beobachtungen in Anwesenheit einer unterstützenden anderen Person teilen zu können, trägt zu 10 bis 20 % der Wirksamkeit von Psychotherapie bei und wird auch als Hawthorne-Effekt bezeichnet (Feinstein et al., 2015; Lambert & Ogles, 2004). Die ursprünglichen Studien zum Hawthorne-Effekt untersuchten, wie sich Veränderungen in der physischen Umwelt von Arbeiter*innen auf ihre Produktivität auswirken, wobei die Produktivitätssteigerung letztlich nicht durch veränderte Lichtbedingungen etc. erklärt wurde – sondern alleinig durch die Aufmerksamkeit, die ihnen dadurch zuteilwurde. Übertragen auf die Psychotherapie bedeutet das, dass bereits das Setting der ungeteilten Aufmerksamkeit, in dem die Patient*innen erleben, dass ihnen zugehört wird und dass sie wahrgenommen werden, eine Verbesserung bewirkt (ebd.).

Dabei haben wir Therapeut*innen die Aufgabe, den Patient*innen unsere Aufmerksamkeit auf verschiedenen Ebenen zuzuwenden:

1. Genaue Wahrnehmung der Patient*innen und zuhören, was sie konkret sagen
2. Einholen von Informationen (Diagnostik, Anamnese etc.) und Strukturierung des Gesagten
3. Wahrnehmung von Beziehungsangeboten (u. a. Statusverhalten) und deren Einfluss auf die therapeutische Allianz
4. Wahrnehmung eigener Interaktionsreflexe und Einnehmen einer bewussten, hilfreichen Haltung (Reaktion), Aufmerksamkeit auf die eigene nonverbale Interaktion
5. Wahrnehmung von Brüchen in der therapeutischen Beziehung

Diese Anwesenheit auf mehreren Ebenen, d. h. die Konzentration auf die Inhalte auf der einen Seite und auf den Prozess/die Allianz im Sinne des Prozessbewusstseins auf der anderen Seite, können Psychotherapeut*innen in allen Übungen der AI über immer neue Herausforderungen trainieren. So konnten beispielsweise Romanelli et al. eine Verbesserung der therapeutischen Präsenz und Achtsamkeit durch ein dreimonatiges Improvisationstheatertraining zeigen (Romanelli et al., 2017). Die im Folgenden genannten Spiele sind etwas herausfordernder als die für Patient*innen beschriebenen Übungen und eignen sich daher für Spieler*innen mit etwas Vorerfahrung.

- Schau mich an: Blickkontaktspiel
- Auftritt mit Stichwort

Fragen zur Reflexion der Übungen:

- Wie habe ich mich in der Übung gefühlt?
- Wie gut ist es mir gelungen, meine Aufmerksamkeit im Hier und Jetzt zu halten?

- Konnte ich spontan auf mein Gegenüber reagieren? Habe ich vorgeplant?
- Je nach Übung: Ist es mir gelungen, meine Aufmerksamkeit zu teilen (auf das Geschehen und den Prozess)?
- Wie habe ich mich dabei gefühlt, die Aufmerksamkeit meines Gegenübers zu bekommen? Wie gut gelingt es mir im (privaten und beruflichen) Alltag, meine Aufmerksamkeit einer Situation bzw. einem anderen Menschen zuzuwenden? Ist das anstrengend? Wo sehe ich Parallelen zur Psychotherapie?
- Mit welchem Verhalten/Körperhaltung etc. kann ich in der Psychotherapie meine Aufmerksamkeit zeigen?
- Was macht meine Aufmerksamkeit (oder auch die fehlende Aufmerksamkeit) mit meinem Gegenüber? Ist es schon einmal passiert, dass ein Bruch aufgrund mangelnder Aufmerksamkeit meinerseits entstanden ist? Wodurch war ich abgelenkt?
- Was fällt mir in dem Bereich der Aufmerksamkeit in der Psychotherapie/im Patient*innengespräch leicht, was finde ich schwierig oder herausfordernd?
- Wie kann mir das Training mit AI hierbei helfen?
- Was nehme ich heute aus dieser Übung für meine berufliche Tätigkeit mit?

4.4 Annäherungsorientierung

4.4.1 Bedeutung von »Ja, und« für die Improvisation

Das wahrscheinlich grundlegendste Prinzip im Improvisationstheater ist das des »Ja, und«. Das »Ja« steht für das Zuhören und die Akzeptanz der Situation und der Impulse – es ermutigt so das Gegenüber zu weiteren Impulsen. Das »und« steht dafür, die Situation oder Szene durch eigene Ideen weiterzuführen, Ideen miteinander zu verbinden und zusammenzuarbeiten.

Impulse bzw. Angebote meines Gegenübers anzunehmen und weiterzuführen hingegen ist die Grundlage für die gemeinsame Entwicklung von Geschichten und kann zu etwas Neuem, zu alle überraschenden und witzigen Szenen führen. »Ja, und« zu sagen, bedeutet auch, sich auf etwas Unbekanntes einzulassen, und das fordert uns in aller Regel mehr heraus als »Nein« oder »Ja, aber« zu sagen, also zu blockieren.

Ein Beispiel:

Person A: »Ich habe gerade eben was Schreckliches entdeckt, komm mal schnell, ich muss dir das zeigen!«
Person B: »Ich bin jetzt beim Sport, das siehst du doch, ich kann jetzt nicht mitkommen.«

Angebote bzw. Impulse zu blockieren – wie es im Beispiel Person B tut – kann also dazu führen, dass eine Szene endet, bevor sie eigentlich begonnen hat.

Im Alltag hören wir oft ein »Ja, aber« – im Privaten wie im beruflichen Kontext, sowohl von Kolleg*innen als auch von Patient*innen. Fragen Sie sich einmal selbst: In welchen Situationen neigen Sie dazu, »Ja, aber« zu sagen? Empfinden wir ein »Nein« als zu unfreundlich, wollen aber eigentlich anzeigen, dass wir uns nicht auf die Situation/das Angebot einlassen wollen? »Ja, aber« ist eine indirekte Blockade, nicht so offen wie ein »Nein«, ein angedeutetes Annehmen mit einem direkt folgenden Rückzieher.

Warum blockieren Menschen im Alltag? Einige mögliche Gründe sind: das Angebot wurde nicht als Angebot wahrgenommen; die Idee wird nicht verstanden oder als schlecht bewertet und die eigenen Ideen scheinen besser; die Ressourcen erscheinen oder sind tatsächlich nicht ausreichend oder der Konflikt wird als aufregend erlebt (Koppett, 2023).

Johnstone fasst die jeweils positiven Konsequenzen von Annehmen versus Blockieren so zusammen: »Die, die ja sagen, werden belohnt, indem sie mehr Abenteuer erleben, die, die nein sagen, werden belohnt durch die Sicherheit, die sie gewinnen« (Johnstone, 2010, S. 156).

Ein weiteres zentrales Konzept in der Improvisation ist das der Fehlerfreude. Prinzipiell ist es den meisten Menschen unangenehm, Fehler zu machen. Im Improvisationstheater *dürfen* Fehler nicht nur gemacht werden, sie *sollen* sogar gemacht werden. Dahinter steht die Erkenntnis, dass das Bemühen, keine Fehler zu machen, also Selbstkontrolle, der Kreativität entgegensteht. Im Improvisationstheater dürfen Fehler sogar »groß« und extra sichtbar gemacht werden – am besten machen sie auch noch Spaß; man spricht dann von »lustvollem Scheitern«. In beruflichen Kontexten wird immer häufiger der Begriff der »positiven Fehlerkultur« verwendet; dabei geht es darum, einen konstruktiven Umgang mit Fehlern zu definieren, beispielsweise aus Fehlern zu lernen.

4.4.2 Psychologische, neurobiologische und klinische Grundlagen von Annäherung

Die Verbundenheitsdimension (Communion)

Um die sozialen Effekte verständlich zu machen, die die Worte »und« und »aber« in der alltäglichen Interaktion haben, können wir sie in das Circumplexmodell einordnen (▶ Abb. 6). Sie lassen sich der horizontalen Achse zuordnen, die wir analog zum englischen Begriff »communion« als »Verbundenheitsachse« bezeichnen. Auf dieser Achse wird die interpersonelle Verbundenheit oder Distanz zu verschiedenen Zeitpunkten einer Interaktion abgebildet. Die Äußerungen »ja«/»und« versus »nein«/»aber« können als die zwei Pole dieser Achse verstanden werden und zeigen die Bereitschaft einer Person, ein Spielangebot einer anderen Person anzunehmen. Andere oft benutzte Bezeichnungen für diese Pole sind »Nähe«/»Freundlichkeit« versus »Distanz«/»Feindseligkeit«.

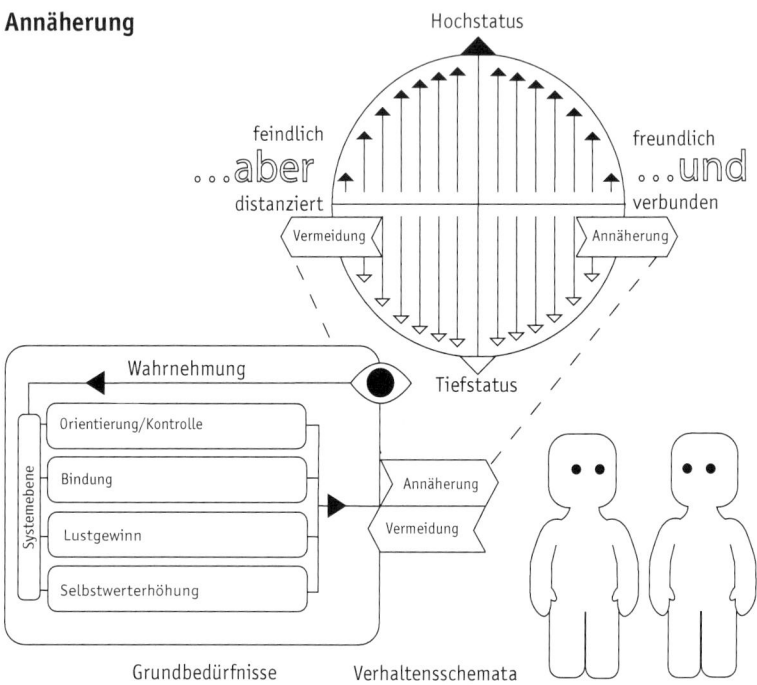

Abb. 6: Zusammenhang Grundbedürfnisse, Verhaltensschemata und Verbundenheitsachse im Circumplexmodell

Die Bewegung einer Person auf der Affiliationsachse erzeugt in der Regel wie durch magnetische Kräfte eine Mitbewegung des*der Interaktionspartner*in: Annäherung erzeugt Annäherungsverhalten bzw. Verbundenheit und Distanzierung provoziert Distanzierung. Die Statusverhältnisse können dabei unverändert bleiben. Dieses Prinzip ist zur Förderung sozialer Kompetenzen nutzbar: Wer sich von seinem Gegenüber ein freundliches Verhalten wünscht, sollte selbst freundlich sein, d.h. im Modus der Verbundenheit und Annäherung agieren. Diese banale Erkenntnis allein kann die Gestaltung von Kommunikation entscheidend verbessern, z.B. auch in medizinisch-therapeutischen Berufen. Es lässt sich zeigen, dass die konsequente Nutzung des Improvisationsprinzips »Ja, und« in der Alltagskommunikation erhebliche Folgen hat, die sogar verhaltensbiologisch verankert sind.

Motivationale Schemata

Das Verhalten eines Menschen auf der Verbundenheitsdimension ist mit der individuellen Ausprägung der Dimension »Extraversion« im Five-Factor-Persönlichkeitsinventar (Barford et al., 2015; Hofstee et al., 1992) verbunden: d. h., besonders extravertierte Personen werden eher freundlich-verbunden interagieren. Die Ausprägung der Verbundenheit/Annäherung lässt sich konzeptionell auch mit der verhaltensbiologischen Lerntheorie von Gray, der »revised reinforcement sensitivity theory«, verbinden (Gray & McNaughton, 2000). Annäherungsschemata werden hier durch eine Aktivierung des Behavioral-Approach-Systems (BAS) erklärt, Vermeidungsschemata im Sinne der sozialen Unverbundenheit/Feindseligkeit mit Flucht oder Kampf lassen sich als Aktivierung des Fight-Flight-Freezing-Systems (FFFS) verstehen. Die Aktivierung des BAS bzw. Annährungssystems ist mit der Aktivität des dopaminergen Belohnungssystems des Gehirns und dem Erleben positiver Emotionen verbunden (Carver et al., 2000). Die Bereitschaft zur Aktivierung des BAS-ist als Persönlichkeitseigenschaft zudem mit einer höheren Sensitivität für Belohnungsreize verbunden (Franken et al., 2005).

Die Aktivität des FFFS ist mit der Aktivierung der Amygdala verbunden (Roelofs, 2017), die eine zentrale Funktion in der Verarbeitung von Gefahrenreizen besitzt (LeDoux, 2003). Da die AI mit ihrem Prinzip »Ja, und« auf die Aktivierung des Annäherungssystems ausgerichtet ist, stellt sich die Frage, was an Punkten passiert, an denen zwischen der Aktivierung des BAS oder FFFS entschieden wird, und wie sich diese Entscheidung beeinflussen lässt.

Im Falle des Konflikts zwischen den beiden Verhaltensoptionen Annäherung oder Fight/Flight kommt es nach Gray und McNaughton zur Hemmung der motorischen Aktivität durch das BIS (Behavioral Inhibition System) (Gray & McNaughton, 2000), die mit aversiven Emotionen verbunden ist (Carver et al., 2000). Generell bewirkt der

Konflikt zwischen Verhaltensoptionen in Entscheidungsaufgaben eine mPFC-Aktivierung, eine Sympathikusaktivierung mit Noradrenalinausschüttung und Blutdrucksteigerung sowie eine aversive Bewertung folgender Reize (Inzlicht et al., 2015). In diesem Sinne lässt sich auch die Aussage »Ja, aber« als Auslöser des BIS bzw. als Ursache eines Konfliktes in alltäglichen sozialen Interaktionen verstehen, in dem automatisch zwei Handlungsangebote in eine Konkurrenz gesetzt werden: ja (zu deinem Angebot), aber (mein Angebot ist besser). Dies ist sogar für positive Reize möglich.

Person A: »Ich habe ein Stellenangebot in meiner Traumstadt bekommen ...«
Person B: »... ja, aber es gibt ein Angebot hier mit einem besseren Gehalt ...«

Wie gesagt erzeugt der Konflikt eine Aversion für die folgenden Reize. Das heißt, aufeinanderfolgende »Ja, aber« erzeugen einen aversiven emotionalen Zustand bei Person A und verstärken ihn zudem im Sinne eines Teufelskreises, sodass sich am Ende die Interaktionspartner*innen in aversivem Stress erschöpfen und der Fortgang der gemeinsamen Interaktion im Vermeidungsschema einfriert. Auf der Bühne des Improvisationstheaters würde dies bedeuten, dass die Fortsetzung der Erzählung erstarrt und das Publikum am Ende einer zunehmend aversiven Veranstaltung enttäuscht den Saal verlässt.

Daher trainieren Improschauspieler*innen ausgiebig mit verschiedenen Übungen, um die Haltung des »Ja, und« auch unter Stress beibehalten zu können. Im verhaltensbiologischen Sinne lässt sich annehmen, dass das Training dieser Grundfertigkeit nicht nur die Aktivierung des BAS mit positiven Emotionen und Belohnungsreizen fördert, sondern das Vermeiden des »Ja, aber« bzw. des Ablehnens von Angeboten die emotional aversive Aktivierung des BIS verhindert und somit den Stress auch unter hoher kognitiver Belastung senkt.

Eine spannende Übung zur Erfahrung dieses Effekts ist es, einmal bewusst für einen Tag die Worte »Ja, und« zu allen (Spiel-)Angeboten des Alltags zu sagen und die Effekte auf die Kommunikation und Verbundenheit zu beobachten. Diese Haltung schützt vor allem vor dem unbewussten Einsatz des »Ja, aber« und somit auch vor Feindseligkeit und dem Stress, den eigentlich unbeabsichtigte kognitive Konflikte erzeugen. Diese Erkenntnis wird inzwischen auch in Unternehmen genutzt, um die Kreativität und Kooperation von Teams zu fördern. Es liegt nahe, dass sich das Üben des »Ja, und« auch zur Förderung sozialer Kompetenzen in der Psychotherapie nutzbar machen lässt. Es soll dabei selbstverständlich nicht darum gehen, Menschen zu unkritischen »Ja-Sager*innen« zu machen, sondern darum, sie aus den aversiven Konfliktmustern eines reflexhaft distanzierten »Nein-Sagens« zu befreien. Die Wirkung der beiden Verhaltensmodi auf Emotionen und soziale Verbundenheit demonstriert folgendes einfaches Spiel.

Spiel: »Ja, aber ...« und »Ja genau, und dann ...«
Die Teilnehmer*innen finden sich paarweise zusammen. Sie planen ein gemeinsames Vorhaben, z.B. ein Picknick, eine Städtereise, eine Grillparty, einen Geburtstag oder einen gemeinsamen Abend etc.

Teil 1: Person A macht einen ersten Vorschlag, den Person B mit »nö« ablehnt. Person A versucht es dann mit weiteren Vorschlägen, die alle abgelehnt werden. Nach 1–2 Minuten tauschen Person A und B die Rollen.

Teil 2: Person A macht einen Vorschlag, Person B beginnt jeden Satz mit »Ja, aber das geht nicht, weil ...«. Beispielsweise könnte Person A vorschlagen: »Lass uns nach Paris fahren!« Woraufhin Person B antwortet: »Ja, aber das geht nicht, weil ich kein Französisch kann.« Person A macht dann direkt den nächsten Vorschlag, auf den Person B erneut mit »Ja, aber« reagiert. Nach 1–2 Minuten tauschen die beiden die Rollen, sodass nun Person A die Vorschläge von Person B mit »Ja, aber« ablehnt.

Teil 3: Person A macht einen ersten Vorschlag, Person B reagiert nun darauf mit »Ja genau, und dann ...« und führt die Idee fort. Dieser neue Impuls wird wiederum von Person A mit denselben Worten aufgegriffen und fortgesetzt, die Interaktion ist hier also symmetrisch.

Ziel: Wahrnehmung von Angeboten, Akzeptanz von Impulsen, Flexibilität auf der Affiliationsachse, Annäherungsmodus fördern, Ausprobieren von sozialen Lösungskompetenzen, Verknüpfung zu den Grundbedürfnissen

Fragen zur Reflexion:

- Wie hat es sich unter den verschiedenen Bedingungen angefühlt, Vorschläge zu machen?
- Unter welcher Bedingung bzw. in welcher Rolle hatten Sie das stärkste Gefühl von Kontrolle? In welcher hatten Sie das Gefühl, am wenigsten Kontrolle zu haben?
- In welchen Situationen im Alltag neigen Sie dazu, »Ja, aber« zu sagen? Welche Konsequenzen hat das?
- Kennen Sie Situationen, in denen andere Personen auf Ihre Vorschläge mit »Ja, aber« reagieren? Wie fühlt sich das an? Welche Konsequenzen hat das? Was könnte der Grund dafür sein?

Hinweis: Auf diese Fragen zum Erleben von Kontrolle sind die Rückmeldungen meist unterschiedlich und wir validieren in unseren Gruppen alle Erfahrungen. Viele Teilnehmer*innen erleben die Rolle des »Ja, aber« als diejenige mit der größten Kontrolle. Hier erweist sich die psychoedukative Verknüpfung mit den Grundbedürfnissen, insbesondere dem Bedürfnis nach Kontrolle, als hilfreich: Das Blockieren (in Form des »aber«) ist eine Möglichkeit, dieses Grundbedürfnis vor Verletzung zu schützen. Diese Option hat jedoch auch ihren Preis, sie bedeutet Distanz und – ganz konkret auf die Szene bezogen – es kann kein gemeinsames Abenteuer entstehen. In der AI ist es nun das Ziel, andere Wege spielerisch auszuloten, wie sich dieses Bedürfnis befriedigen lässt: Indem Flexibilität und Unsicherheitstoleranz allgemein gestärkt werden, erscheint das Grundbedürfnis nach Kontrolle zunehmend weniger bedroht, wenn im sicheren Rahmen des Spiels Angebote angenommen werden (»Ja, und«). Vielmehr wird die Erfahrung ermöglicht, auch über das gegenseitige (!) Annehmen von Impulsen bedeutsamen Einfluss auf die Entwicklung einer Szene nehmen zu können.

Ein grundsätzliches Problem des »aber«/»nein« und des Vermeidungsschemas ist die Erreichbarkeit seines Zieles (Grawe, 2004, S. 278). Das Erreichen eines Annäherungsziels ist eindeutig feststellbar und bietet auch über längere Zeiträume Orientierung: »Ich werde so lange sparen, bis wir uns die Reise leisten können.« Die Erreichung eines Vermeidungsziels ist dagegen nur für die Furcht (»fear«) vor tatsächlich gegenwärtigen *akuten* Bedrohungen bestimmbar (z. B. aus Furcht, einen Schritt vor einer giftigen Spinne zurückweichen). Für ein Vermeidungsschema, das durch Angst (»anxiety«) vor einer *potentiellen* Bedrohung bedingt ist, gibt es keine Ziellinie (z. B. allgemeine Angst vor Spinnen mit dem Wunsch, nie wieder einer zu begegnen).

In Alltagssituationen erzeugt die Aktivierung von Vermeidungsschemata durch ein »Ja, aber« aus demselben Grund Probleme. Z. B. bedeutet das in einem Teammeeting, dass eine Ablehnung eines Angebotes im Sinne eines »Ja, diesen Plan habe ich gehört, aber es gibt noch eine Menge anderer Ideen« erst einmal den Fokus auf das unendliche Nichts der hypothetischen alternativen Möglichkeiten richtet. Im Kontrast dazu bietet das »Ja, diesen Plan habe ich gehört und möchte ihn mit anderen Ideen verknüpfen« konkrete Vorteile: Das Angebot wird erkennbar und als möglicher Baustein gemeinsamer Planung nutzbar.

4 Die Domänen des SPACE-Modells

Die Improvisation fördert durch ihren Spielcharakter und darin automatisch verwirklichte soziale Belohnungsreize unmittelbar interpersonelle Verbundenheit und das BAS. Besucher*innen der Aufführungen von Improvisationstheatern berichten typischerweise, wieviel sie gelacht haben. Daher sollte auch die therapeutische Improvisation großen Wert auf den Spaß und das Lachen als soziale Belohnungsreize legen. Die AI macht es sogar möglich, eigentlich aversive kognitive Konflikte und Fehler in den positiven Rahmen des gemeinsamen Lachens einzubetten und somit im Annäherungsmodus erlebbar zu machen. Das gilt auch für kognitive Konflikte durch konkurrierende persönliche Grundbedürfnisse.

Psychische Grundbedürfnisse

Was entscheidet im Alltag noch darüber, welches Schema aktiviert wird? Wie weiter oben im Zitat von Keith Johnstone angedeutet, ist die Entscheidung zwischen »Ja, und« und »Ja, aber« durch menschliche Grundbedürfnisse getrieben. Lust aufs Abenteuer bringt eher ein »und« hervor, das Bedürfnis nach Kontrolle eher ein »aber«.

Für psychische Gesundheit ist es wesentlich, zwischen situativ aktivierten Grundbedürfnissen abwägen und dann geeignete Verhaltensschemata und Ziele auswählen zu können. Dieser Mechanismus wird im Konsistenzmodell von Klaus Grawe beschrieben (Grawe, 2004). Als psychische Grundbedürfnisse nennt Grawe:

- Orientierung, Kontrolle und Kohärenz
- Lust
- Bindung
- Selbstwerterhöhung

In Abhängigkeit von Außenreizen werden diese Grundbedürfnisse unterschiedlich aktiviert, gegeneinander verrechnet und aufgrund dieser Abwägung wird schließlich entweder ein Annäherungs- oder ein Vermeidungsschema ausgewählt. Als weiteres Grundbedürfnis tritt in Grawes Modell das übergreifende Bedürfnis nach Konsistenz hinzu, der »Vereinbarkeit der gleichzeitig ablaufenden neuronalen und psychischen Prozesse« (Grawe, 2004, S. 186). Inkonsistenz ergibt sich, wenn die situativ aktivierten Bedürfnisse nicht miteinander vereinbart werden können, beispielsweise wenn Menschen mit sozialen Phobien an Einsamkeit leiden, da sie ihr Bedürfnis nach Bindung im Alltag immer wieder dem pathologisch überaktivierten Bedürfnis nach Kontrolle unterordnen. Solch ein Erlebnis von Inkonsistenz in der Abwägung konkurrierender Grundbedürfnisse stellt einen kognitiven Konflikt mit Aktivierung des BIS dar, der wie oben beschrieben typischerweise mit sehr vorsichtigem Verhalten und erhöhter physiologischer Anspannung verbunden ist (Inzlicht et al., 2015). Wir verstehen die AI in der Psychotherapie so, dass sie spielerisch helfen kann, eine konsistente Abstimmung von Bedürfnissen und Verhaltensschemata zu erproben und zu fördern. In der AI lassen sich die Grundbedürfnisse dabei nicht nur szenisch, sondern auch als Variation elementarer Improvisationsspiele erforschen.

> **Spiel: Wusch mit Varianten**
> Alle Teilnehmer*innen bilden einen Kreis und geben einen Impuls weiter, indem sie die Arme so zu ihren Nachbar*innen schwingen, als würden sie von unten einen schweren Medizinball werfen, dabei sagt die werfende Person »Wusch«.
> Es gibt nun verschiedene Variationen des Impulses:
>
> Stopp: Werden die Arme vor dem Oberkörper gekreuzt, wechselt der Impuls die Richtung.
>
> Rampe: Werden die Arme vor den Körper gehalten – ein Unterarm horizontal vor den Körper, der andere bildet eine »Rampe« – überspringt der Impuls eine Person.
>
> Salsa: Alle Teilnehmer*innen singen gemeinsam eine Salsa-Melodie, tänzeln in die Mitte und wieder auseinander.

Gewitter: Person A sagt »Gewitter« und dann einen beliebigen Satz, der ihr z. B. gerade durch den Kopf geht oder sie schon länger beschäftigt. Alle anderen wiederholen diesen Satz, während sie herumlaufen, der Kreis löst sich auf und fügt sich neu zusammen.

Variante: Diese Übung eignet sich in besonderem Maße, sie mit verschiedenen Rollen zu kombinieren. Beispielsweise kann der »Wusch«-Impuls aus der Perspektive verschiedener innerer Anteile weitergegeben werden (▶ Kap. 5.2.3) oder auch aus der Perspektive einzelner Grundbedürfnisse. Hierbei kann man spielerisch ausprobieren und erleben, wie die Interaktion aus der Perspektive von Personen, die sehr kontrolliert sind, die sehr auf Bindung fokussiert sind oder für die Lustgewinn im Fokus steht, aussieht.

Das Prinzip des Spielens kann dabei selbst als übergreifender Rahmen die Grundbedürfnisse nach Lustgewinn und Bindung erfüllen (▶ Abb. 7).

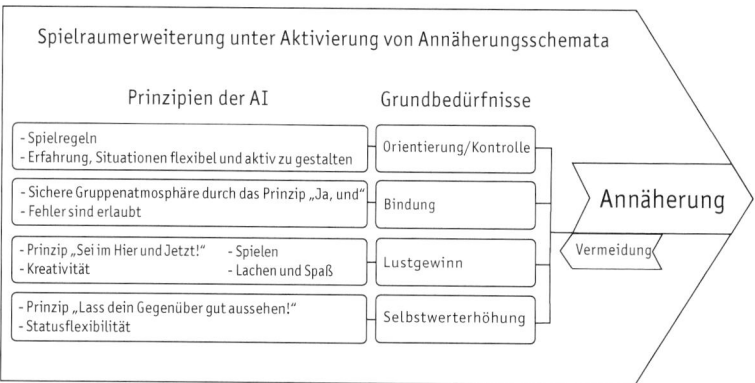

Abb. 7: Das Potential der AI für die Befriedigung von Grundbedürfnissen

4.4 Annäherungsorientierung

Improvisation als »soziale Sandbox[2]«: Konsistentes Erleben eigener Ängste und Fehler im Annäherungsmodus

Wie im Abschnitt »Die Bedeutung des Spielens« (▶ Kap. 2.2.3) erläutert, ist ein zentrales Prinzip in unserem Verständnis der AI ihre Freiheit von autobiographischen Inhalten. Um den Charakter als Spiel zu bewahren, sollten keine eigenen biographischen Kontexte in den Szenen thematisiert werden. Wie schon beschrieben stellen ja bereits Kinder fest, dass es sich nicht um ein Spiel handelt, wenn sie ihre eigene Rolle einnehmen sollen.

Der Kontext des Spiels bzw. der Modus des Spielens ermöglicht es in der AI, in einem übergreifenden Annäherungsmodus zu verbleiben. Obwohl selbstverständlich echte Gefühle aktiviert werden, ist allen klar, dass hier niemand wirklich stirbt oder verliebt ist. Damit entsteht ein virtueller Übungsraum, in dem die Spieler*innen mit neuen Verhaltensweisen und emotionalen Zuständen experimentieren können. In dieser Sandbox des übergreifenden Annährungsmodus können ohne wirkliche Gefahr auch aversive soziale Kontexte und bisher fremde interpersonelle Positionen ausprobiert werden. Im Spiel Status-WG (▶ Kap. 4.2.3) werden beispielsweise auch ansonsten unterwürfige Patient*innen die Hochstatus-Rolle ausgestalten, wenn ihnen diese zugelost wird. Im Spiel diese Rolle einzunehmen, ermöglicht es ihnen u. a. herauszufinden, ob es individuell leichter fällt, den Hochstatus mit einem distanzierten oder verbundenen Verhalten zu erreichen. Sie können dies primär frei vom Bezug auf biographisch verankerte aversive Lernerfahrungen oder gar traumatisierende Erlebnisse durchspielen.

Selbstverständlich ist es hierbei die therapeutische Aufgabe als Gruppenleiter*in, bei der Auswahl der Themen darauf zu achten, prototypische Szenen zwischenmenschlicher Aggression zu vermeiden, die traumatische Erinnerungen auslösen könnten. Im Zweifels

---

2 »Sandbox« beschreibt einen Bereich, der insofern isoliert ist, als eine darin vorgenommene Handlung keine direkte Auswirkung auf die äußere Umgebung zeigt.

fall lassen sich überaktivierte Vermeidungsschemata auch mit elementaren Übungen ohne szenischen Bezug in Frage stellen. Beispielsweise lässt sich ein zu stark aktiviertes Bedürfnis nach Kontrolle bei Menschen mit Zwangsstörung, sozialen Phobien oder chronischer Depression durch einfache Spiele lösen. Die Gruppe wird anfangs explizit darüber informiert, dass dieses Spiel ausdrücklich darauf angelegt ist, Fehler in Form von »peinlichen« Versprechern zu erzeugen:

Spiel: Whisky-Mixer
Eine weitere klassische Übung zum Trainieren des Annäherungsmodus ist die Übung Whisky-Mixer. Wir spielen diese Übung in der Regel zu Beginn eines Trainings bzw. von Gruppentherapiestunden und in zwei Variationen.

Ziel: Erleben von Schadensvermeidung und Annäherungsmodus, Umgang mit eigenen Fehlern, Stärkung des Gruppengefühls und einer vertrauensvollen Atmosphäre

Whisky-Mixer 1: Fehlerfreude
Ähnlich wie beim Klatschkreis wird ein Impuls weitergegeben, jetzt allerdings nicht mit Klatschen, sondern mit dem Wort »Whisky-Mixer«. Ein Richtungswechsel erfolgt mit dem Wort »Messwechsel«, in die andere Richtung gilt nun nicht mehr das Wort »Whisky-Mixer«, sondern das Wort »Wachmaske«. Verspricht sich eine Person oder zögert zu lange, muss sie einmal außen um den Kreis laufen und sich dann wieder an ihrem Platz einreihen.

Hinweis: Wer aufgrund körperlicher Einschränkungen nicht laufen kann, kann für eine Runde beispielsweise eine Power-Pose einnehmen.

Ziel: Vermeidungsmodus erleben (kurz), in den Annäherungsmodus zurückkehren und diesen bewusst erleben; bei weiteren Terminen dann direkt im Annäherungsmodus bleiben oder schnell zurückkehren, statt im Ärger über einen Fehler und in der Schadensvermeidung zu verharren

Hinweis zur Durchführung:
Sinn der Übung ist es, dass Fehler gemacht werden. Oftmals sind die Teilnehmer*innen jedoch gerade zu Beginn sehr stark darauf konzentriert, keinen Fehler zu machen, und manchen Gruppen gelingt das sogar. In diesem Fall empfehlen wir zum einen, das Tempo langsam zu steigern, und zum anderen als Leiter*in selbst (ggf. absichtlich) Fehler zu machen (Modellfunktion).

Whisky-Mixer 2: Bloß nicht lachen!
Bei dieser Variante, die wir meist direkt anschließen, werden dieselben Impulse im Kreis herumgegeben, nun jedoch dürfen »Fehler« wie Versprecher oder langes Zögern gemacht werden. Die neue Bedingung lautet jedoch: Wer lachen muss (und hier werden strenge Kriterien angelegt: auch kichern oder grinsen zählen), muss laufen!

Unserer Erfahrung nach löst sich spätestens in dieser Bedingung die Anspannung und nicht selten müssen alle gleichzeitig lachen und laufen. Als Übungsleiter*in kann und sollte man auch hier im Sinne der Modellfunktion Fehler machen bzw. lachen und entsprechend um den Kreis herumlaufen.

Warum ist Lachen eigentlich ansteckend? Wenn wir sehen, wie andere lachen, wird durch die sogenannten Spiegelneurone (siehe ▶ Kap. 4.6.2: Empathie durch Simulation) auch bei uns als Beobachter*in ein Innervationsschema der Lachmuskeln aktiviert (Heckl, 2019). Auch wenn wir in diesem Moment noch nicht selbst lachen, so haben wir doch dadurch ein Verständnis dafür, was beim Gegenüber passiert. Diese Aktivierung unserer Lachmimik führt im Sinne des Embodiments (siehe ▶ Kap. 4.5.2) zu Erheite-

> rung und ebenfalls zum Lachen. Parallel dazu findet eine emotionale Ansteckung statt, die das Lachen noch verstärkt, ähnlich wie beim Lachyoga.

Viele Patient*innen werden durch die Angst, Fehler zu machen, bzw. die Aktivierung der Bedürfnisse nach Kontrolle und Selbstwertschutz daran gehindert, exploratives Verhalten zu zeigen. Somit sind sie auch unfähig, neue soziale Problemlösestrategien auszuprobieren. Die Fehlerübungen aktivieren durch das Spiel in der Gruppe, in der gemeinsam über Fehler gelacht wird, quasi sofort konkurrierende weitere Bedürfnisse wie Bindung und Lustgewinn. Letztlich können Patient*innen dadurch im Spiel erfahren, dass Kontrolle und der Schutz des Selbstwertes nicht in jeder Situation erforderlich sind. Sie erleben, wie sie in den Annäherungsmodus zurückkehren können und dass ein alltäglicher Fehler keine relevante Verletzung ihrer Grundbedürfnisse nach Kontrolle und Selbstwerterhöhung erzeugt, wenn sie ihre Bedürfnisse nach Bindung und Lustgewinn in einem Annährungsschema verwirklichen. In diesem Sinne bildet das Spiel der AI einen Raum, um in einem übergreifenden Annäherungsschema die Abwägung von Bedürfnissen bewusst wahrzunehmen und zu trainieren.

Funktionelle Elemente der Annährungsorientierung in der AI

1. *Aktivierung:*
   Das Annäherungsschema bei Patient*innen wird durch elementare Spiele auf der Basis des Prinzips des »Ja, und« gefördert.
2. *Das Spiel als Möglichkeitsraum:*
   Der Kontext des Spiels bzw. das Spiel in fiktiven Rollen schützt vor der Fixierung in aversiven autobiographischen Erinnerungen und erschließt in diesem »Als-Ob-Zustand« Fertigkeiten, die in der eigenen autobiographischen bzw. erkrankungsbezogenen Rolle primär nicht abrufbar sind.

3. *Gestaltung von Verbundenheit im Bewusstsein von Bedürfnissen als Konsistenzerfahrung:*
Innerhalb des Spiels lässt sich erfahren, welche Grundbedürfnisse aktiviert werden und wie ihre Verwirklichung mit der Gestaltung sozialer Verbundenheit bzw. Nähe im Circumplexmodell verbunden ist.

Nutzen zur Förderung persönlicher und interaktioneller Kompetenzen

Wie gesagt bietet die Improvisation durch übergreifende Förderung des Annährungsschemas einen Simulationsraum, in dem sich neue persönliche und interaktionelle Erfahrungen und Fertigkeiten entwickeln lassen. Dieser virtuelle Raum kann ohne Mühe und technische Voraussetzungen überall genutzt werden, insbesondere auch im privaten Alltag. Beispielsweise können Patient*innen angeregt werden, Erfahrungen mit »Ja, und« im Familienalltag zu sammeln (z.B. »Aber-Fasten« für einen Tag oder eine Woche).

Auf diese Weise lassen sich spielerisch (»gamifiziert«) wichtige Lernerfahrungen zur Abwägung von Bedürfnissen und Auswahl von Verhaltensschemata nachholen, die Patient*innen in ihrer frühen individuellen Entwicklung fehlen. Dies ist eine wichtige Ergänzung psychotherapeutischer Methoden, denn, so hat es Jim McCullough in einer Diskussion, die wir mit ihm zum Thema AI geführt haben, auf den Punkt gebracht: »Die meisten unserer Patient*innen haben nie die Gelegenheit bekommen, wirklich zu spielen.«

4.4.3 Psychopathologie und Psychoedukation

Besonders bei internalisierenden Störungen wie Depressionen oder Angststörungen überwiegen typischerweise Vermeidungsschemata deutlich. Dies führt z.B. bei Depressionen im Sinne von Grawes Konsistenzmodell zu einer Inkonsistenz, in der das Kontrollbedürfnis die Bedürfnisse nach Lustgewinn, Bindung und ggf. auch Selbstwerterhöhung vollkommen blockieren kann. Psychopathologisch zeigen sich psychomotorische Hemmung, Grübeln, Anspannung, Anhedonie, Insuffizienzgefühle und fehlende interpersonelle Schwingungsfähigkeit mit Rückzug. Insgesamt entsteht so ein Teufelskreis: Eine Überaktivierung des Schadensvermeidungssystems und von Ängsten ist mit einer Ausrichtung auf negative Reize mit verstärkter Aktivierung der Amygdala und des limbischen Systems assoziiert (Drevets, 1999). Diese wiederum hemmen die Auswahl alternativer Verhaltensschemata über den präfrontalen Kortex und sind mit kognitiven Fehlannahmen über die Wirkung des eigenen Verhaltens verbunden (Disner et al., 2011). Auf der Verhaltensebene zeigt sich zunächst eine Reduktion von spontanen Entscheidungen bis hin zu einer kompletten Hemmung des Verhaltens. Tatsächlich führt in diesem Sinne das Zögern depressiver Patient*innen bei der Wahl zwischen zwei Entscheidungsoptionen in einem verhaltensökonomischen Experiment zu einer Reduzierung des Gewinns (Fiedler et al., 2021).

Es liegt nahe, dass hier ein »Neustart« der Annäherungsschemata erforderlich ist. Bei der unipolaren Depression hat sich dementsprechend die Verhaltensaktivierung als therapeutische Intervention als wirksam erwiesen (Lewinsohn et al., 1976). In diesem Kontext kann die AI mit ihrem »Ja, und«-Prinzip als interaktionelle Aktivierung von Annäherungsverhalten und soziales Genusstraining verstanden werden. Patient*innen erleben hier psychoedukativ die immense Wirkung des Lachens als sozialer Stimulus und der Freude im Spiel. Sie erfahren, wie Wechsel in Annäherungsschemata unmittelbar positive Gefühle aktivieren und mehrere Grundbedürfnisse im Sinne einer Konsistenzerfahrung befriedigen können.

In der Behandlung sozialer Ängste oder chronischer Depressionen zeigt sich als wesentliches Resultat der sozialen Distanzierung der Verlust der sozialen Selbstwirksamkeitserfahrung, der wahrscheinlich auch mit der Fixierung im Tiefstatus auf der Agentenschaftsachse zusammenhängt (McCullough Jr, 2003). Bei chronisch depressiven Patient*innen führt die Tiefstatus-Haltung zu einer reaktiven Distanzierung ihrer Interaktionspartner*innen, wenn diese sich im freundlich-verbundenen Hochstatus erschöpft haben und dabei zwangsläufig das implizite Angebot der Distanzierung im Hochstatus annehmen. Für die Patient*innen selbst ist der selbsterfüllende Charakter ihrer Erwartungen durch ihre interaktionelle Position nicht wahrnehmbar. Sie erleben sich vielmehr einer sozialen Welt ausgesetzt, die ihnen selbst gegenüber permanent feindselig und bestimmend agiert. Diagnostisch ist diese Fixierung mithilfe des Impact Message Inventory darstellbar, das in einer deutschen Version verfügbar ist (Caspar et al., 2016) (https://www.mindgarden.com/documents/IMI-German.pdf).

Es gilt also, den Patient*innen diese Effekte ihres distanzierten Tiefstatus-Interaktionsverhaltens bewusst zu machen. Der übergreifende Annäherungsmodus im Spiel (▶ Abb. 7) bietet hierfür einen Erfahrungs- und Sicherheitsraum, um sich aus dem distanzierten Tiefstatus hinauszuwagen.

Im Spielraum der AI bieten sich zudem neue Möglichkeiten für die Arbeit mit Patient*innen mit Persönlichkeitsstörungen im Sinne der ICD-10 oder mit dimensionalen Akzentuierungen von Persönlichkeitseigenschaften im Sinne der ICD-11 oder des DSM-5. Einerseits können in fiktiven Rollen (z.B. Status-WG) die interpersonellen Effekte ihres Verhaltens in der Status- und Verbundenheitsdimension gewissermaßen an externen Beispielen ohne Gefahr für den Selbstwert erprobt werden. Insbesondere für Patient*innen mit emotionalinstabiler Persönlichkeitsstörung können die Übungen dazu eingesetzt werden, elementare soziale Skills zur interpersonellen Nähe-Distanz-Regulation zu fördern. Gleichzeitig kann die dialektische Abwägung von Grundbedürfnissen als Grundlage der Auswahl von Verhaltensschemata bewusst erfahren und geübt werden.

Das unmittelbare Erlebnis des gemeinsamen Spiels mit therapeutischem Personal in der Gruppe bietet noch eine weitere Funktion für die therapeutische Beziehung. Als Besonderheit innerhalb der therapeutischen Beziehung von Patient*innen mit chronischen Depressionen ist eine »Virtualisierung« der Therapeut*innen (als spezielle Form der Unverbundenheit) zu beobachten. Gefühle der Therapeut*innen wie Anteilnahme oder Lob werden als nicht echt, sondern als »nur beruflich« wahrgenommen. Die therapeutische

Aufgabe ist hier, die eigene Anwesenheit als Interaktionspartner*in und »echter Mensch« für die Patient*innen erlebbar zu machen. Hier kann die Einnahme einer Rolle im gemeinsamen Spiel Wunder wirken. In einer fiktiven Rolle dürfen schließlich auch Therapeut*innen alle Gefühle zeigen. Das verbindende »Ja, und« des Spiels prägt damit auch therapeutische Milieus des Therapie- und Stationsalltags.

4.4.4 Beispiel-Übungen für Patient*innen

In den folgenden Übungen lässt sich der Annäherungsmodus über die Wirkung von »Ja, und« als Technik (und Haltung) auf die Interaktion, das gemeinsame Entwickeln von Ideen und das Entstehen von Ko-Kreativität erleben.

- »Ja, aber ...« und »Ja genau, und dann ...«
- Was jetzt?
- Ja und nein
- Treffen nach langer Zeit
- Ein-Wort-Geschichten
- Whisky-Mixer
- Szene ohne A

Die Beschreibung der Übungen, Hinweise zur Durchführung sowie Fragen zur Reflexion sind in den Online-Materialien zu finden. Den Weblink zum Download finden Sie am Ende dieses Buchs im ▶ Kap. Zusatzmaterial zum Download.

4.4.5 Selbsterfahrung und Training für Psychotherapeut*innen

Das Prinzip des »Ja, und« lässt sich auf verschiedenen Ebenen auf die Psychotherapie übertragen: »Ja, und« kann als grundlegende Haltung

4.4 Annäherungsorientierung

in der Psychotherapie verstanden werden: Wir greifen die Angebote unserer Patient*innen auf (z. B. indem wir die berichteten Gefühle validieren) und fügen etwas Neues, z. b. einen Veränderungsimpuls, hinzu. Die Haltung oder ein explizites »Ja, aber« ist ein hinter einem »Ja« verstecktes Blockieren, das von Patient*innen als Invalidierung erlebt werden kann. Die oftmals nicht bewusste Verwendung von »Ja, aber« kann in der AI als Blockieren spielerisch erlebt werden und individuelle Gründe für das Blockieren und mögliche Parallelen zur Psychotherapie können erarbeitet werden.

Psychotherapeut*innen ermöglicht die AI, die eigene interaktionelle Haltung zu erleben und eine annäherungsorientierte Beziehungsgestaltung zu trainieren, auch in herausfordernden Situationen. In den letzten Jahren hat das Konzept der Brüche in der therapeutischen Beziehung große Aufmerksamkeit erhalten. In Studien konnte gezeigt werden, dass in der Psychotherapie ständig kleine oder größere Brüche entstehen. Es ist durch kein noch so langes Training möglich, Brüche komplett zu vermeiden. Brüche entstehen z. B. durch eine zum unpassenden Zeitpunkt eingesetzte Intervention durch den*die Therapeut*in oder durch problematische Interaktionsmuster der Patient*innen (Safran et al., 2011). Eine für die Aufrechterhaltung und Stärkung der therapeutischen Allianz wesentliche Kompetenz ist es, diese Brüche wahrzunehmen, aktiv anzusprechen und konstruktiv damit umzugehen (Rupture-Repair-Prozesse). Diese Fehlerkultur stärkt also eine vertrauensvolle Beziehung und hat positive Auswirkungen auf das Therapieergebnis, wohingegen das Ignorieren von Hinweisen auf Brüche oder die falsche Interpretation von solchen Hinweisen zur Schwächung der Allianz führen kann. Mit AI können wir in einem ersten Schritt trainieren, kleine Rupturen in der Interaktion – etwa das Blockieren meiner Impulse durch mein Gegenüber oder mein eigenes Blockieren von Impulsen meines Gegenübers – besser wahrzunehmen. Diese bewusstere Wahrnehmung ist die Basis dafür, mit dem eigenen Blockieren oder dem des Gegenübers so umzugehen, dass eine kontinuierliche Zusammenarbeit möglich wird. Im nächsten Schritt können wir trainieren, nicht impulsiv und reflexhaft – etwa durch eine Abwehrhaltung oder gar einen Gegenangriff (»Wenn Sie auch keine Hausaufgaben machen, dann ist das nicht meine Schuld, wenn sich nichts verändert«) – zu reagieren, sondern im Sinne des Circumplexmodells auf der Affiliationsachse im Bereich »Nähe« zu bleiben. Im Sinne des »Ja, und«-Prinzips bedeutet das, den Impuls des*der Patient*in, z. B. auch Kritik, zunächst akzeptierend anzunehmen und dann im nächsten Schritt einen neuen Impuls hinzuzufügen. Im Improvisationstheater drückt das Prinzip des »lustvollen Scheiterns« aus, dass Fehler sogar gemacht werden sollen und im besten Fall Spaß machen können. Fehler können die Basis für etwas Neues sein, das so nicht erwartbar war. Übertragen auf die therapeutische Situation bedeutet das, dass das Annehmen von Brüchen und eigenen therapeutischen »Fehlern« den Patient*innen ermöglichen kann, neue hilfreiche Bewertungs- und Verhaltensmuster zu entwickeln (Safran et al., 2011; Bordin, 1994).

Einige zusätzliche Übungen, die beim Training und der Selbsterfahrung von Therapeut*innen eingesetzt werden können, sind somit Übungen zum Blockieren und zum lustvollen Scheitern.

- Neue Wahl
- Sieben
- Wort für Wort oder: Zwei als eine
- Vortrag mit Störungen
- Loserball

Für die Selbsterfahrung kann die Stärkung der Annäherungsschemata zudem auch einen gesundheitsförderlichen Effekt haben: Je stärker die Annäherungsschemata ausgeprägt sind, desto gesünder ist eine Person nach Grawe. Mit einem »Ja, und« entscheiden wir uns, aktiv und mutig voran ins Unbekannte zu gehen. Ein »Nein« hingegen bedeutet zwar mehr Sicherheit, aber auch Stillstand.

4.4 Annäherungsorientierung

Fragen zur Reflexion der Übungen:

- Wie habe ich mich in der Übung gefühlt? Wie habe ich mich in der »Ja, und«-Haltung erlebt? Wie leicht/schwer ist es mir gefallen, alle Angebote/Impulse anzunehmen?
- Habe ich die Nähe-Seite des Circumplex-Modells auch mal verlassen? Habe ich blockiert? In welcher Situation und warum? (z.B. Angebot nicht erkannt, Idee nicht verstanden oder eigene Idee für besser befunden?) Haben meine Mitspieler*innen mein Verhalten ähnlich erlebt wie ich selbst?
- In welchem Bereich von Nähe und Distanz fühle ich mich wohl/bewege ich mich im Alltag?
- Was bedeutet es, mein Gegenüber »wie einen Rockstar« aussehen zu lassen? Inwiefern könnte das hilfreich sein?
- Wie kann ich das Prinzip »Ja, und« statt »Ja, aber« auf das Patient*innengespräch übertragen? Wie kann ich meine Patient*innen wie Rockstars aussehen lassen?
- Wie gehe ich im Patient*innengespräch mit eigenen Fehlern bzw. kleinen Brüchen um?
- In welchen Situationen finde ich es schwierig, auf der freundlichen Seite im Circumplexmodell zu bleiben? Wie kann mir das Training mit AI hierbei helfen?
- Was nehme ich heute aus dieser Übung für meine berufliche Tätigkeit mit?
- Was könnte ein persönlicher Schlachtruf sein, der mir die Rückkehr in den Annäherungsmodus erleichtert?

4.5 Creativität

4.5.1 Bedeutung von Kreativität für die Improvisation

Improvisationsschauspieler*innen sind scheinbar mühelos und spontan kreativ. Sie lassen komplexe Figuren, Szenen, Songs, ja abendfüllende Geschichten oder sogar Opern aus dem Stegreif entstehen. Sie unterhalten sich in verschiedenen Phantasiesprachen. Immer wieder entstehen neue Ideen und Einfälle, basierend auf den Zurufen des Publikums und den Impulsen der Mitspieler*innen. Dabei ist es für Improvisationsschauspieler*innen wichtig, sich auf die eigene Kreativität, d.h. das Wahrnehmen eigener spontaner Impulse, verlassen zu können. Gleichzeitig bedeutet Kreativität auch, mit diesen Impulsen bzw. eigenen Ideen flexibel umgehen zu können – wie auch mit den Ideen anderer.

Viola Spolin beschreibt verschiedene Bedingungen für die Entfaltung von Kreativität auf der Bühne (Spolin, 1999); zentral ist aus ihrer Erfahrung das Format der »Games« mit Regeln und Grenzen, innerhalb derer die Spontaneität als persönliche Freiheit entstehen kann.

Spiel: Freeze Tag
Beim Freeze Tag handelt es sich um ein klassisches Format, bei dem zwei oder mehr Personen eine Szene spielen, die von weiteren Spieler*innen immer wieder durch ein Klatschen oder lautes »STOPP« unterbrochen wird. Die Personen »frieren« dann ein, d.h., sie halten ihre Position. Eine neue Person betritt die Bühne, tippt einer der »eingefrorenen« Personen auf die Schulter und nimmt deren Position ein. Die neu hinzugekommene Person kann dann einen neuen Impuls in die Szene geben und dadurch der Szene eine neue Wendung geben oder auch eine gänzlich andere Szene starten.

Freeze Tag kann beispielsweise so aussehen: Person A und Person B spielen eine Szene, in der Person A gerade ihre Kon-

taktlinse am Boden sucht. Person B steht vor ihr und sucht mit. STOPP. Person C betritt die Bühne, tippt Person A an, diese verlässt die Szene und Person C kniet sich an ihrer Stelle auf den Boden und die Szene geht weiter: Person C schaut hoch zu Person B, lächelt sie an, nestelt an ihrer Tasche und holt eine (imaginäre) Schachtel hervor, öffnet sie feierlich und fragt: »Willst du mich heiraten?«
Eine zentrale Komponente ist bei dieser Übung die Übernahme der Körperhaltung der vorhergehenden Person. Im nächsten Abschnitt beschäftigen wir uns u.a. mit dem Zusammenhang von Körper und Spontaneität bzw. Kreativität.

4.5.2 Psychologische, neurobiologische und klinische Grundlagen von Kreativität

Wenn wir den Begriff »Kreativität« hören, dann denken wir an Künstler*innen, die Werbebranche oder die farbenfrohe Phantasiespinnen häkelnde Freundin. Was verstehen wir eigentlich unter Kreativität? Und wofür kann sie hilfreich sein?

Definition

Kreativität als multidimensionales Konstrukt umfasst unterschiedliche psychologische Prozesse. Für Kreativität brauchen wir vorrangig das divergente statt des konvergenten Denkens. Während das konvergente Denken das Erreichen definierter Ziele ermöglicht, öffnet oder erweitert das divergente Denken den Möglichkeitsraum zur Lösung einer neuen und komplexen Situation. Kreativität ist in diesem Sinne die Fähigkeit, eine offene Problemstellung, für die es nicht die eine perfekte Lösung gibt, als solche zu erkennen und mehrere Lösungsansätze zu entwickeln. Dementsprechend sind Tests zur Erfassung des divergenten Denkens die am häufigsten eingesetzten Verfahren, um Kreativität zu messen: Eine Aufgabenstellung dieser Tests besteht beispielsweise darin, alternative Nutzungsweisen für

Alltagsobjekte zu nennen, wobei die Anzahl der Ideen (Ideenreichtum), Originalität und Flexibilität (Wechsel zwischen Kategorien) bewertet werden. Diese ideelle Flexibilität ist sowohl mit der Fähigkeit zur Anpassung an neue, unvorhergesehene Situation verbunden als auch mit der Fähigkeit zum Perspektivwechsel, etwa bei kreativen Problemlösungsansätzen (Khalil et al., 2020).

Kreativität, Selbstüberwachung und inhibitorische Kontrolle

Sind eigentlich alle Menschen kreativ? Kinder sind kreativ, ohne darüber nachzudenken, ob sie kreativ sind. Sie spielen und werden dabei im Rollenspiel zu Löwen oder zu Höhlenbewohner*innen unter Esstischen. Kinder haben noch keine Angst vor der Bewertung, die uns Erwachsene blockiert. In wie vielen Situationen im Alltag wären wir spontan bereit, z. B. ein Erdmännchen zu spielen? Den negativen Zusammenhang von Selbstüberwachung und Kreativität unterstützt auch eine Studie von Liu et al. (Liu et al., 2012); sie untersuchten männliche Rapper mit bildgebenden Verfahren. Es zeigte sich, dass beim Freestylen, d. h. bei der spontanen Produktion von Reimen, der für die Selbstüberwachung zuständige dorsolaterale PFC geringer aktiviert war als beim Performen von Raps, die die Künstler bereits geprobt hatten und gut kannten. Selbstüberwachung, der kritische Blick auf sich selbst und die Angst davor, sich »peinlich« zu verhalten, aus dem Rahmen zu fallen, nicht spontan unglaublich lustig und kreativ sein zu können, all das kennen nicht nur unsere Patient*innen. Am Ende der allerersten Trainingsstunde für Mitarbeiter*innen unserer Klinik bemerkte die Yoga-Gruppe den Geruch nach Angstschweiß im Raum. Im Training mit AI ist es daher eine wesentliche Voraussetzung, eine sichere Atmosphäre zu schaffen und Angebote zu machen, mit denen wir – wie Frauke Nees es formuliert – »den inneren Kritiker zum Lachen bringen« können (Nees, 2021).

Als bedeutsam für Kreativität hat sich zudem die Ausprägung inhibitorischer Kontrolle erwiesen. Inhibitorische Kontrolle ermöglicht die Unterdrückung von automatischen oder als unangemessen bewerteten Handlungen oder Ideen (Aron et al., 2014). In verschiedenen experimentellen Studien zeigte sich der spannende Befund, dass der Ideenreichtum und die Originalität der Ideen sich verbesserten, wenn die Ressourcen für die Inhibition nicht ausreichten, etwa weil die Inhibitionsressourcen durch andere Aufgaben bereits erschöpft waren (Khalil et al., 2019). Läsionsstudien zeigen in eine ähnliche Richtung: Führen Läsionen zu einer reduzierten kognitiven Kontrolle, sind Patient*innen kreativer (z. B. von Miller et al. (2000) bei Patient*innen mit Demenzen beobachtet).

> **Spiel: Assoziationskreis**
> Diese Übung eignet sich als gedankliche »Auflockerungsübung«, vergleichbar mit dem Durchschütteln von Armen und Beinen in anderen Gruppenkonzepten. Wir schütteln unsere Gedanken durch ...
> Die Teilnehmer*innen stellen sich im Kreis auf und die Gruppenleitung gibt ein Wort vor, z. B. »Frühling«. Wie beim Klatschkreis geht der Impuls im Kreis herum und die Teilnehmer*innen reagieren jeweils mit einer freien Assoziation auf das Wort der nebenstehenden Person im Kreis. Es bietet sich an, mehrere Runden zu machen, d. h., alle Teilnehmer*innen kommen mehrmals dran.
>
> *Hinweise zur Durchführung:*
> Die Teilnehmer*innen werden instruiert, nicht lange nachzudenken, sondern so schnell wie möglich, also spontan zu reagieren. Regelmäßig kommen dennoch einzelne Teilnehmer*innen ins Stocken, ins Nachdenken. Wenn Teilnehmer*innen zögern, hat dies oft einen der folgenden Gründe (Schinko-Fischli, 2018):
>
> - Die Person halt ihre erste Idee für nicht einfallsreich genug, um sie laut auszusprechen.
> - Die erste Idee wird zensiert, z. B. weil sie einen sexuellen Inhalt hat.
> - Die erste Idee wird als zu persönlich bewertet.

Manchmal kommt es dann zu längeren Pausen, wenn Teilnehmer*innen auch ihre zweite und dritte Idee zensieren. In dieser Übung wird der hemmende Einfluss der Selbstbewertung auf die Kreativität offensichtlich. Je nach Gruppenzusammenstellung kann es sich anbieten, diese »Selbstzensur« und den dabei wirksamen eigenen kritischen Anteil zu thematisieren – und in weiteren Übungen zu überlisten.

Diagnostisch ist es interessant zu beobachten, wie groß die assoziativen Sprünge in der Gruppe sind: Manchmal sind die Schritte in der Assoziationskette sehr klein, z. B. zu Beginn oder bei Gruppen, die besonders aufgeregt oder ängstlich sind und bei denen die Teilnehmer*innen nichts »falsch« machen wollen (das ist nebenbei auch bei Therapeut*innen nicht selten!). Dann kommt es vor, dass Reihen wie »Kaffee – Kaffeetasse – Untertasse – Kaffeelöffel – Zucker« entstehen.

In anderen Fällen sind die Assoziationen nicht für alle sofort nachvollziehbar: Wenn auf das Wort »Friseur« das Wort »Anwalt« folgt, reagieren wir mit Überraschung, einer guten Voraussetzung für Erheiterung und Lachen.

Zentral bei all diesen Übung ist, dass es nicht darum geht, sich eine besonders originelle Assoziation zu dem Wort der Person, die fünf Plätze neben einem steht, auszudenken, sondern tatsächlich die eigene Spontaneität zu erleben.

Ziel: Konzentration, Spontaneität, Kreativität, Spaß

Fragen zur Reflexion:

- Wie hat es sich angefühlt, wenn der Impuls näherkam und Sie selbst gleich dran waren?
- Wie hat es sich angefühlt, spontan nach einer Assoziation zu suchen? Und eine zu finden? Was waren die Gründe, vielleicht eine erste Assoziation nicht laut auszusprechen?
- Was war überraschend, was war lustig?

4.5 Creativität

Kreativität, Spontaneität und Embodiment

Wie bereits dargestellt, ist die Arbeit mit dem Körper gerade in den klassischen Psychotherapieverfahren und -methoden – abgesehen von bei Patient*innen nicht selten unliebsamen Rollenspielen – noch recht neu; meist sitzen wir, auch in den Gruppentherapien. Insbesondere im Rahmen der sogenannten dritten Welle der Verhaltenstherapie sind Ansätze, die auch den Körper, etwa in Form von Achtsamkeitsübungen, einbeziehen, aufgekommen.

In den letzten Jahren findet das Konzept der *Verkörperung* und die damit verbundene Wende in der Kognitionswissenschaft nun auch in der Psychotherapie wachsende Beachtung. Verkörperung bzw. *Embodiment* bezeichnet die Wechselwirkung zwischen Körper und Psyche als funktionelle Einheit. Das bedeutet, dass Bewusstsein (unsere Kognitionen/unser Verstand) und damit das Gehirn nicht ohne die Einbettung in den Körper, nicht ohne physische Interaktion verstanden werden können. Der Körper wiederum ist in die Umwelt eingebettet. Unser Gehirn funktioniert in dieser doppelten Einbettung und kann auch nur vor diesem Hintergrund verstanden werden (Seth & Tsakiris, 2018; Tschacher et al., 2022). Dieser Ansatz steht im Kontrast zu der lernpsychologischen Sicht, nach der Reize auf einen Organismus einwirken und zu einer Reaktion (Verhalten, Kognition, Emotion) führen. Der Ansatz des Embodiments betont nun, dass es sich nicht um eine unidirektionale Beeinflussung, sondern um eine Wechselwirkung handelt. So konnte in zahlreichen Studien gezeigt werden, dass eine Veränderung des Körpers – wie z. B. der Haltung oder der Gesichtsmuskulatur – Einfluss auf Bewertungen und Gefühle haben kann. Das klassische Experiment dazu stammt aus den 1980er Jahren, bei dem diejenigen Versuchspersonen, die einen Stift zwischen den Zähnen hielten und damit einen für das Lachen wichtigen Muskel aktivierten, Cartoons als lustiger einschätzten als die Kontrollgruppen. Das bedeutet, dass der mimische Ausdruck ohne den »Umweg« über kognitive Prozesse einen direkten Einfluss auf die Stimmung hatte (Strack et al., 1988); dieser zwischenzeitlich umstrittene Befund konnte mittlerweile auch repliziert werden (Coles et al., 2019). Diesen Effekt macht man sich mittlerweile auch im klinischen Kontext zunutze, indem Botulinumtoxin (kurz »Botox«) in die sogenannten »Zornesfalten«, d. h. in die Region oberhalb der Augenbrauen, zur Behandlung depressiver Symptome injiziert wird (Wollmer et al., 2022). Das Stirnrunzeln stellt im Sinne eines Rückkopplungsmechanismus eine die depressive Symptomatik aufrechterhaltende Bedingung dar. Die Entspannung des Gesichtsausdrucks führt gleichzeitig zu Veränderungen in sozialen Interaktionen (das mimisch entspannte Auftreten ermöglicht neue Interaktionserfahrungen) und kann auch darüber zu einer Symptomreduktion beitragen.

Der Körper kann also eine bedeutsame Wirkkraft entfalten. Embodiment-Techniken werden u. a. im Bereich der Stressbewältigung eingesetzt, um unerwünschte psychische Verfassungen loszuwerden oder eine erwünschte Verfassung zu erzeugen (siehe hierzu auch ▶ Kap. 4.2).

Noch grundlegender jedoch ist die Bedeutung von Embodiment für die Spontaneität. Für das Training mit AI verstehen wir unter Spontaneität das spielerische Ausprobieren *neuer* Reaktionen in *neuen* Situationen in *neuen* Rollen. Moreno, der Begründer des Psychodramas, definiert Spontaneität abweichend als »eine neue Reaktion auf eine alte Situation oder eine angemessene Reaktion auf eine neue Situation« (Moreno, 1953, S. 336). Den beiden Ansätzen gemein ist die Annahme, dass eine wesentliche Grundlage spontanen Handelns im Körper zu finden ist – und dass jeder Mensch seine eigene Spontaneität und Kreativität neu entdecken und stärken kann.

Wer sich selbst in den Zustand der Bereitschaft zur Spontaneität (»Spontaneitätslage« nach Moreno) versetzen kann, der »befindet sich in der komfortablen Lage, die Dinge auf sich zukommen zu lassen und darauf vertrauen zu können, dass die unerschöpfliche Quelle des kreativen Potentials, auf die er durch seinen Körper Zugriff hat, ihm dabei helfen wird, das Richtige zu tun. Man ist bereit für jede Gelegenheit« (Tschacher et al., 2022, S. 71). Die Entdeckung und Förderung der eigenen Spontaneität bezieht sich somit auf die Fähigkeit, flexibel auf unerwartete Situationen und Herausforderungen reagieren zu können, Ideen zur Lösung von Problemen und Konflikten generieren und ggf. auch wieder loslassen zu können. Können wir auf diese Fähigkeit als persönliche Kompetenz vertrauen, stärkt dies unsere Selbstsicherheit und fördert die Selbstwirksamkeitserwartung.

Wir erleben regelmäßig, dass sich mit den Übungen der AI die Körperhaltung, Körperspannung und das Energielevel der (oftmals schwer oder auch chronisch depressiven) Patient*innen in der Gruppe ändern. Wenn Besucher*innen 10 Minuten nach dem Beginn einer Patient*innengruppe den Gruppenraum beträten, könnten sie in der Regel nicht eindeutig zuordnen, wer Patient*in ist und wer zum Team gehört. Diese Erfahrung der körperlichen Veränderung im Spiel kann sich im Sinne des Embodiments positiv auf den psychischen Zustand auswirken. Im Sinne der Überlegungen im Kapitel »Annäherung« (▶ Kap. 4.4.2) lässt sich auch annehmen, dass die Förderung der Spontaneität zu einer Reduktion der Aktivierungen des BIS (Behavioral Inhibition Systems) (Gray & McNaughton, 2000) und dem damit assoziierten physiologischen und psychischen Stress führt.

Kreativität und Emotionsregulation

Kreativität stellt auch für den Bereich der Emotionsregulation eine wichtige Kompetenz dar. Die Neubewertung von als negativ erlebten Stimuli oder Situationen (Reappraisal) ist eine der hilfreichsten Strategien, um Emotionen zu regulieren. Reappraisal bedeutet, die eigenen, oft automatisch ablaufenden Bewertungen von Situationen zu verändern, entweder zum Positiven oder im Sinne einer Distanzierungsstrategie. In Studien zeigen sich deutliche Zusammenhänge zwischen der Fähigkeit zur Emotionsregulation und Kreativität. Fink et al. konnten ähnliche Hirnaktivierungen bei einer Reappraisalaufgabe wie bei verbaler kreativer Ideenfindung finden (Fink et al., 2017). Auch konnte ein Zusammenhang zwischen der Fähigkeit, verschiedene Neubewertungen für eine Ärger auslösende Situation zu entwickeln, und divergentem Denken gefunden werden (Weber et al., 2014). Und – besonders wichtig für unseren Kontext: Es gibt Hinweise, dass kreative Neubewertungen effektiver für die Regulation negativer Emotionen sind (Wu et al., 2017). Kreative Neubewertungen führten zu positiven Bewertungen negativer Bilder aus einem standardisierten Stimulusset und zu einer langfristigen Reduktion negativer Emotionen. Neurobiologisch zeigte sich, dass die Aktivierung der Amygdala den vorübergehenden regulatorischen Effekt des kreativen Reappraisals vorhersagte, während die Aktivierung des Hippokampus und des ventralen Striatums mit langfristigen regulatorischen Effekten verbunden war (Wu et al., 2019). Gleichzeitig jedoch zeigte sich in Studien, dass es für die Versuchsteilnehmer*innen schwierig war, selbst in hohem Maße kreative Neubewertungen zu entwickeln (Wu et al., 2017). Ein Training, das die Fähigkeit zum divergenten Denken verbessert, kann sich somit vermutlich auch positiv auf die eigene Kompetenz zur Entwicklung kreativer Neubewertungen und damit die Fähigkeit zur Emotionsregulation auswirken. Zudem konnte für Spontaneität ein negativer Zusammenhang zu maladaptiven Emotionsregulationsstrategien wie gedanklicher Weiterbeschäftigung und Gefühlshemmung gezeigt werden (Kipper et al., 2009).

> **Spiel: Das ist gut, weil ...**
> Die Teilnehmer*innen stellen sich in zwei Reihen hintereinander auf, als würden sie an zwei Schaltern anstehen. Vorne stehen zunächst Person A und Person B nebeneinander. Person A sagt einen beliebigen Satz, z.B.: »Morgen soll es regnen.« Person B beginnt nun ihren Satz mit »Das ist gut, weil ...« Nachdem sie den Satz vervollständigt hat, wird direkt gewechselt, Person A und B stellen sich hinten an und Person C wählt einen neuen Satz, auf den Person D reagiert.

4.5 Creativität

Spiel: Urlaub aus zwei Perspektiven oder: Neubewerten mal anders

Mit dieser Übung kann nebenbei auch das ABC-Schema aus der kognitiven Verhaltenstherapie, das den Zusammenhang von auslösender Situation, Bewertung und Konsequenz aufzeigt, spielerisch erklärt werden.

In der folgenden Übung sitzen zwei Teilnehmer*innen nebeneinander und berichten von ihrem gemeinsamen Urlaub. Dabei haben sie den Urlaub sehr unterschiedlich erlebt: Für die eine Person war alles großartig, für die andere Person war der Urlaub einfach nur schrecklich. Die Teilnehmer*innen einigen sich, wer welche Rolle übernehmen möchte und wohin die Reise ging. Person A beginnt aus einer negativen Haltung heraus zu berichten (z. B. vom schrecklichen Flug, von den Turbulenzen, vom schnarchenden Sitznachbarn, dessen Kopf immer herüberkippte, davon, dass zu allem Übel auch noch der Tomatensaft aus war). Bei Klatschen der Gruppenleitung findet ein Wechsel statt, nun übernimmt Person B. Ihre Aufgabe ist es, sofort (!) auf das vorher Gesagte zu reagieren und aus einer positiven Haltung heraus weiterzuerzählen (z. B. wie der doch eigentlich sympathische Sitznachbar erzählte, dass er ausgerechnet in ihrem Urlaubsort ein Restaurant besitze, in das er das Paar einlud, was die beiden auch gleich am ersten Abend einlösten – ach, welch herrlichen Abend sie in dem Restaurant am Meer erlebt haben!) – bis die Gruppenleitung erneut klatscht (und Person A davon berichtet, dass das Meer gar nicht mehr zu hören war, weil die Leute am Nachbartisch ja so unverschämt laut waren).

Ziel: schnelle Umbewertung der Situation (Reappraisal), Psychoedukation zum Einfluss von Bewertungen auf Gefühle und Verhalten, Kreativität, Spontaneität

Fragen zur Reflexion:

4 Die Domänen des SPACE-Modells

- Was hat das mit unseren Bewertungen im Alltag zu tun?
- Welchen Einfluss haben Bewertungen auf unsere Gefühle?

Aktivierung der Kreativität

Wie können wir Patient*innen (und Therapeut*innen) unterstützen, ihre Spontaneität und Kreativität neu oder wiederzuentdecken? Wie können wir den Körper einbeziehen?

Spiel: Dia stellen oder: Ich bin ein Baum
Diese Übung baut auf den Erfahrungen aus den Assoziationskreisübungen auf und bezieht den Körper noch weiter ein: Wir stellen Bilder zu unseren Assoziationen.
Die Teilnehmer*innen stehen im Kreis. Person A beginnt, stellt sich in die Mitte und sagt und zeigt pantomimisch, was sie darstellt, z. B. »Ich bin ein Baum« als klassischer Auftakt der Übung. Person B stellt sich dazu, ergänzt das Bild pantomimisch und erklärt, was sie darstellt (»Ich bin ein Vogel auf dem Ast des Baumes«). Nun tritt Person C hinzu und ergänzt das Bild noch einmal (»Ich bin die Katze am Baum, die den Vogel fangen will«). Nun verlassen Person A und Person B das Bild. Person C bleibt in ihrer Position, wiederholt ihr zuletzt Gesagtes (»Ich bin eine Katze am Baum«), womit ein neues Bild beginnt, z. B. mit einer alten Dame, die ihre Katze sucht. Möglich sind auch abstrakte Begriffe wie »die Angst der Katze vor dem Hund, der sie gejagt hat« oder »der Geruch nach Frühling, der in der Luft liegt«.

Hinweise zur Durchführung:
Zu Beginn auf ein langsameres Tempo achten.
Es ist – meist als nächster Schritt – auch möglich, ein Bild mit allen Teilnehmer*innen zu stellen. Auch hier kann es diagnostisch interessant sein, die Größe der assoziativen Sprünge zu beobachten. Unserer Erfahrung nach machen Teilnehmer*innen *umso* größere Sprünge, je geringer die depressiven und/oder ängstli-

chen Symptome ausgeprägt sind. Dies zeigt sich auch bei Trainings: Wir bekommen auch hier schnell Hinweise darauf, wie sicher sich die Teilnehmer*innen in der Gruppe fühlen.

Manche*r Teilnehmer*in bleibt auch hier am Rand stehen und traut sich nicht mitzumachen. Um auch diese Person mit einzubinden, kann sich die Gruppenleitung neben sie stellen und vorschlagen, dass beide Beobachter*innen sind (wahlweise Nachbar*innen, Fotograf*innen etc.), die das Ganze aus der Ferne begleiten.

Ziel: Kreativität, Spontaneität, Einbezug des Körpers

Fragen zur Reflexion:

- Wie leicht ist Ihnen es gefallen, das Bild zu ergänzen? Kamen Ideen? Was hat Sie gehindert, ins Bild zu gehen?
- Wie ergeht es Ihnen im Alltag mit (kreativen) Impulsen?
- Wie hat es sich angefühlt, sich vor den anderen mit den eigenen Ideen zu zeigen?

Um zurück an den Ursprung unserer Kreativität zu gelangen, wählen wir den Weg des Spielens, wie bereits in Kapitel »Anwendung als Training« (▶ Kap. 2.2.3) dargestellt. Erste Studien konnten bereits positive Effekte von Trainings mit AI auf das divergente Denken zeigen (Schwenke et al., 2021) (bei Jugendlichen: Hainselin et al., 2018). Das divergente Denken umfasst dabei die Dimensionen Flexibilität (Wechsel zwischen verschiedenen Ideen) und Flüssigkeit (Produktion verschiedener Ideen, z.B. Guilford, 1966), zwei Aspekte, die explizit im Training mit AI adressiert werden.

Neurobiologie

Arden et al. (Arden et al., 2010) fanden in ihrem Review zur Neurobiologie von Kreativität mit 45 Bildgebungsstudien kaum Überschneidungen in den Ergebnissen, was sie damit begründen, dass sehr viele unterschiedliche Testverfahren eingesetzt wurden. Cortes et al. fordern ebenfalls, die zur Erfassung divergenten und konvergenten Denkens eingesetzten Maße neu zu bewerten (Cortes et al., 2019). Unabhängig von der Kritik an der Methodik lässt sich festhalten, dass Kreativität somit offenbar weniger auf der Aktivierung einzelner Hirnregionen basiert bzw. es nicht »das Kreativitätszentrum« gibt.

4.5.3 Psychopathologie und Psychoedukation

Zahlreiche psychische Störungen sind mit Einschränkungen der Kreativität assoziiert, wenn wir Kreativität im Sinne von Flexibilität und der Fähigkeit zum Reappraisal als Teil der Emotionsregulation verstehen. Studien zeigen einen möglichen Zusammenhang zwischen der Schwere der psychischen Erkrankung und der Kreativität in Form einer umgekehrten U-Funktion, was bedeutet, dass Personen mit einer mittleren Symptomausprägung die höchsten Kreativitätswerte zeigen (Abraham, 2014; Ghadirian et al., 2001).

Depressive Symptome gehen mit verminderten Kreativitätswerten einher (T. N. da Cruz et al., 2022), was sich etwa durch das Grübeln und die kognitive Einengung erklären lässt. Schüchternheit zeigt ebenfalls einen negativen Zusammenhang zu Kreativität (Cheek & Stahl, 1986): Bei sozialen Ängsten ist die Selbstaufmerksamkeit, d. h. die Selbstüberwachung (▶ Kap. 4.5.2), hoch, was Kreativität, Spontaneität und Flexibilität hemmt. Bei Zwangsstörungen kommt es zwar zu einer Hemmung der exekutiven Flexibilität; möglicherweise wurde dieses Defizit jedoch in manchen Studien überschätzt, da komorbide depressive Symptome für die Einschränkung der Kreativität verantwortlich gewesen sein könnten (Moritz et al., 2001).

Fallbeispiel:
Herr L. ist 53 Jahre alt, Jurist, und leidet unter einer Double Depression. Bei der ersten Sitzung der AI-Gruppe ist er sehr konzentriert, keinen Fehler zu machen, was ihm auch gelingt. Nach der Sitzung sagt er: »Sowas habe ich noch nie erlebt, da muss ich erstmal

drüber nachdenken. Ich habe sonst ja nichts zum Lachen im Leben.«
Wir waren gespannt, ob Herr L. wiederkommen würde. Und: Ja, er kam wieder, absolut regelmäßig und mit immer mehr Spaß an seinen Ideen und den Ideen anderer und sogar an ersten kleinen »Fehlern«.

4.5.4 Beispiel-Übungen für Patient*innen

Eine Reihe der in den vorangegangen Kapiteln bereits vorgestellten Übungen können auch Kreativität und Spontaneität anregen. Zum Beispiel sind alle Übungen, die auf dem »Ja, und«-Prinzip aufbauen, dazu geeignet, eigene kreative Impulse wahr- und anzunehmen. Im Folgenden sind einige weitere Übungen genannt, die explizit auf die Förderung von Spontaneität und Kreativität abzielen.

- Assoziationskreis
- Assoziationskreis pantomimisch
- Dia stellen oder: Ich bin ein Baum
- Einen Gegenstand begeistert beschreiben
- Das ist gut, weil ...
- Urlaub aus zwei Perspektiven oder: Neubewerten mal anders
- Diaabend
- Angebote wahrnehmen: Posen
- Freeze Tag
- Erfinder*innenmesse

Die Beschreibung der Übungen, Hinweise zur Durchführung sowie Fragen zur Reflexion sind in den Online-Materialien zu finden. Den Weblink zum Download finden Sie am Ende dieses Buchs im ▶ Kap. Zusatzmaterial zum Download.

4.5.5 Selbsterfahrung und Training für Psychotherapeut*innen

Kreativität als psychotherapeutische Kompetenz sollte nach Carson und Becker nicht als »Icing on the cake« im Sinne einer besonderen Zugabe betrachtet werden, sondern vielmehr als notwendige Grundlage für therapeutisches Handeln (Carson & Becker, 2004). Für das Training und die Selbsterfahrung von Psychotherapeut*innen ergeben sich daher mehrere Fragen:

»Wie kann ich die Kreativität meiner Patient*innen als Ressource fördern?«

Neben der Symptomreduktion kann auch Kreativität als anzustrebendes Behandlungsergebnis verstanden werden; Kreativität spiegelt Veränderungen in Richtung eines offeneren Denkstils und einer verbesserten kognitiven sowie emotionalen Flexibilität wider (Gutterman & Aafjes Van-Doorn, 2022).

Je besser wir als Therapeut*innen uns unserer eigenen Kreativität und Flexibilität bewusst sind, desto leichter wird es uns fallen, auch Patient*innen darin zu unterstützen, Zugang zu ihren kreativen Ressourcen und Problemlösefähigkeiten zu finden (Hecker & Kottler, 2002). Wir fördern die Kreativität unserer Patient*innen bereits in vielerlei Hinsicht: über spezifische, individuelle Anregungen zum Aufbau angenehmer Aktivitäten oder sozialer Kontakte, über aktivierende Rollenspiele mit spielerischen, kreativen Trial-and-Error-Durchgängen, über eigene kreative Ideen für die Neubewertung von Situationen. Über die Übungen der AI können wir noch zusätzlich eine spielerische Herangehensweise zur Förderung von Kreativität und Flexibilität in die Therapie integrieren; zahlreiche Übungen der AI können auch im Einzelsetting umgesetzt werden.

4.5 Creativität

»Wie kann ich meine eigene Kreativität im Patient*innengespräch erleben und nutzen?«

Psychotherapie ist per se ein kreativer Prozess (Stein & Stein, 1987), der Spontaneität, Kreativität und Flexibilität aufseiten der Psychotherapeut*innen implizit voraussetzt. Insbesondere die Etablierung einer tragfähigen therapeutischen Beziehung stellt eine Herausforderung an unsere Kreativität dar (Holm-Hadulla & Hofmann, 2012), und über alle Therapieverfahren hinweg ist unsere Kreativität im gesamten weiteren Prozess gefordert (Holm-Hadulla, 2020). In jeder Psychotherapiesitzung erleben wir Situationen, Beziehungsangebote, Brüche, die wir – bei aller beruflichen Routine dennoch zumindest in Teilen – als neu bewerten und auf die wir flexibel reagieren müssen. Je größer unser Verhaltensrepertoire und unser kognitiver Spielraum ist, desto leichter wird es uns fallen, flexibel – für unser Gegenüber vorhersehbar oder auch explizit überraschend – zu reagieren. Dabei dienen wir immer auch als Modell für unsere Patient*innen: An uns beobachtbare Neugier, Offenheit und der kreative Zugang zu Veränderungen in Bewertungen, Verhalten und Emotionen können dazu beitragen, dass Patient*innen diese Ressourcen ebenfalls in sich (neu) entdecken. Je spontaner und schlagfertiger ich als Therapeut*in mich selbst erlebe, desto besser kann ich Patient*innen dabei unterstützen, alternative Verhaltensweisen für schwierige Situationen zu entwickeln. Romanelli und Berger bezeichnen Therapeut*innen, die sich durch große Flexibilität auszeichnen, als »Ninja Therapists« (Romanelli & Berger, 2018). Darüber hinaus lassen sich Rollenspiele mit etwas Erfahrung in AI so gestalten, dass sie eine größere Leichtigkeit innehaben und mehr Spaß machen, etwa indem die Therapeut*innen das Prinzip der Fehlerfreude verinnerlicht haben und weitergeben. Auch beim Problemlösen können eigene kreative Impulse die Perspektive von Patienten*innen erweitern und zu einer Entlastung führen.

»Wie kann ich über meine Kreativität mehr Gelassenheit entwickeln?«

Die eigene Kreativität, Spontaneität und Flexibilität zu stärken, bedeutet, eine größere Sicherheit in der Unsicherheit oder auch Toleranz gegenüber Ungewissheit zu entwickeln: Je flexibler ich mich erlebe, kognitiv und hinsichtlich meines Handlungsspielraumes, desto sicherer kann ich sein, dass ich mit neuen und unerwarteten Situationen umgehen kann. Ich bin also so mutig – denken wir an das Beispiel von Alexis zu Beginn –, die Türe zu öffnen, denn ich habe das Vertrauen, dass ich mit dem, was dahinter auf mich wartet, flexibel umgehen können werde. Diese Sicherheit kann zu mehr Gelassenheit führen und darüber bereits Stressempfinden vorbeugen. Die Übungen der AI bieten hier einen gänzlich neuen Trainingsraum: In immer neuen Situationen kann ich spielerisch meine eigene Kreativität und Spontaneität erleben und meine Flexibilität fördern.

Psychotherapeut*innen empfehlen wir zur Förderung der eigenen Kreativität alle Übungen, die wir bereits vorgestellt haben – mit ansteigendem Schwierigkeitsgrad. Beispielsweise kann die Länge der *Freeze-Tag*-Szenen vergrößert, die Geschwindigkeit erhöht werden.

Weitere Übungen sind:

- Szene mit Input
- Verbindungen finden

Fragen zur Reflexion der Übungen:

- Wie leicht oder schwer ist es mir gefallen, Einfälle zu generieren? Wie fühle ich mich, wenn ich »kreativ« sein soll?
- Hatte ich den Eindruck, dass ich mich bzw. meine Ideen bewerte? Wenn ja, was macht das mit mir?
- Bin ich in eine Art Flow gekommen?
- Gab es eine Situation, in der ich überrascht war, wie viele Ideen ich habe oder wie kreativ meine Ideen sind?
- Welche Rolle spielt mein Körper bei Spontaneität und Kreativität?

- War ich überrascht, wie viele Ideen die anderen Gruppenmitglieder hatten?
- Wo im Alltag zeigt sich meine Kreativität?
- Wo sehe ich Parallelen zur Psychotherapie? Wie kann mir meine Kreativität in der Psychotherapie hilfreich sein? Wie und in welchen Situationen kann ich sie einsetzen? Wo setze ich sie vielleicht auch bereits ein?
- Wie kann mir das Training mit der AI hierbei helfen?
- Was nehme ich heute aus dieser Übung für meine berufliche Tätigkeit mit?

4.6 Empathie

4.6.1 Bedeutung von Empathie für die Improvisation

Das Konzept der Empathie ist als solches nicht explizit im Improvisationstheater definiert. Vielmehr verbirgt es sich in der letzten Grundregel, die wir vorstellen möchten: Lass dein*e Mitspieler*in gut aussehen! Oder eine noch kräftigere Formulierung: Lass dein*e Mitspieler*in wie einen Rockstar aussehen!

Dieses Prinzip erscheint erstmal überraschend: Muss nicht jede*r Schauspieler*in primär darauf achten, dass er*sie selbst durch inspirierende und kreative Ideen brilliert und dadurch das Publikum begeistert? Tatsächlich kann das gemeinsame Kreieren von Szenen nur gelingen, wenn die Aufmerksamkeit der Schauspieler*innen bei ihrem Gegenüber ist und sie dafür Sorge tragen, dass es dem anderen gut geht. Insbesondere noch unerfahrene Spieler*innen sind mit ihrer Aufmerksamkeit stark bei sich, hier ist es besonders wichtig, sie dabei zu unterstützen, die Aufmerksamkeit auf die Mitspieler*innen zu richten.

Eine Möglichkeit, die Mentalisierungsfähigkeit mit AI zu trainieren, sind Übungen mit sogenannten »naiven Expert*innen«. Dabei handelt es sich um Spiele, in denen eine Person nicht weiß, worum es geht, und dies herausfinden muss. Alle anderen Mitspieler*innen unterstützen die »naive« Person, indem sie sich in sie hineinversetzen, ihren Wissensstand mentalisieren und ihr Schritt für Schritt zur Lösung verhelfen. Auch ist es wichtig, zu mentalisieren, ob und wie Impulse zur Lösung erkannt und angenommen werden können.

Beispielsweise stehen zwei Expert*innen vor der Aufgabe, ein Interview zu »ihrem« Thema geben zu müssen, ohne dieses Thema zu kennen. Die Interviewer*innen hingegen wissen das Spezialgebiet und geben über ihre Fragen und Reaktionen kleine Hinweise, sodass die Expert*innen letztlich herausfinden, worüber sie gesprochen haben. Die Expert*innen für den Emotionsausdruck in Katzenschwanzbewegungen könnten zum Beispiel zunächst gefragt werden, wie sie denn auf dieses Thema gekommen seien? Die Antwort »im Baumarkt« überrascht die Interviewer*innen: »Ach, spannend, bei den Staubwedeln oder beim Tierbedarf?«

> **Spiel: Naive Expert*innen**
> Mögliche Anleitung für eine Gruppe: »Wir spielen jetzt eine Party (alternativ: Ankunft auf dem Zeltplatz, am Flughafen etc.). Eine Person geht raus, und wir hier überlegen uns, was diese Person tun oder sagen soll, wenn sie wieder reinkommt. Unser aller Aufgabe ist es, dieser Person zu helfen, genau dies herauszufinden. Wer mag es ausprobieren?«
>
> *Ein Beispiel:*
> Person A verlässt den Raum.
> Es wird vereinbart, dass Person A den Satz sagen soll: »Sollen wir Pizza bestellen?«
> Person A wird hereingeholt. Alle Spieler*innen begrüßen sie nacheinander (»Ah, da bist du ja, super, das Geburtstagskind Mia

4.6 Empathie

wartet schon auf dich«), jemand reicht Person A ein Getränk, sie stoßen an.
Person B kommt: »Ah super, dass du da bist! Kannst du Mia und mir etwas in der Küche helfen?«
Nach der Begrüßung und Gratulation zum Geburtstag versucht Person A herauszufinden, was ihr (geheimer) Auftrag ist: »Soll ich den Tisch decken?«
Nein, das ist es nicht. Langsam bekommen alle Hunger, doch Person B hat vergessen, Nudeln zu kaufen. Irgendwann fragt Person A:
»Sollen wir Pizza bestellen?«
In dem Moment jubeln und klatschen alle!

Fragen zur Reflexion:

- Was war hilfreich auf dem Weg zur »Lösung«?
- Für die naive Expert*innen-Rolle:
  Welche Hinweise waren hilfreich?
  Wie sind Sie mit möglichen Hinweisen umgegangen, um herauszufinden, ob Sie auf dem richtigen Weg sind?
- Für alle anderen:
  Wie ist es gelungen, Impulse zu geben, die nicht zu groß waren (sonst wäre alles ganz schnell aufgelöst), die als Impulse erkannt, verstanden und angenommen wurden?

Eine Grundkomponente der Empathie besteht in diesem Kontext darin, abschätzen zu können, zu welchem Zeitpunkt meine Mitspieler*innen in der Lage sind, einen neuen Impuls aufzunehmen, und wie groß dieser sein muss und sein darf. Hierzu muss ich mein Gegenüber mentalisieren können. Mentalisieren bezeichnet die Fähigkeit, Rückschlüsse auf die Gefühle, Überzeugungen und Intentionen eines Gegenübers zu ziehen oder die eigenen Gefühle mit Überzeugungen und Intentionen verbinden zu können. Aus der Mentalisierung entsteht Empathie, wenn die Emotion des Gegenübers nicht nur verstanden, sondern auch nachempfunden, d.h. geteilt wird. Empathie bedeutet damit auch wahrzunehmen, wann meine Mitspieler*innen Unterstützung brauchen, und bereit zu sein einzuspringen. Damit ist die Empathie in Formaten, in denen erfahrene Schauspieler*innen mit unerfahrenen Spieler*innen, etwa Zuschauer*innen aus dem Publikum, zusammenspielen, ein zentrales Prinzip, um spannende Szenen zu entwickeln, ohne in den Schadensvermeidungsmodus zu geraten.

In der AI wird die Empathiefähigkeit mit dem Ziel trainiert, durch Perspektivübernahme den Ablauf von alltäglichen sozialen Interaktionen funktional gestalten zu können – im Sinne einer Szene, in der die Intentionen aller Beteiligten berücksichtigt werden.

4.6.2 Psychologische, neurobiologische und klinische Grundlagen von Empathie

Grundkonzepte der Empathie

Die menschliche Fähigkeit zur Empathie basiert auf einem komplexen Zusammenspiel verschiedener Systeme des Gehirns. Offenbar hat die Evolution enorme Ressourcen in die Entwicklung des »sozialen Gehirns« investiert, um uns das Leben in größeren sozialen Gemeinschaften zu ermöglichen (Dunbar, 1998). Dunbar geht in seiner Social-Brain-Hypothese davon aus, dass die relative Vergrößerung des Neokortex bei den Primaten als Grundlage der sozialen Kognition vor allem durch die wachsende Zahl sozialer Beziehungen in der Gruppe angetrieben wurde. Als spezielle Form der mentalen Perspektivübernahme basiert die Empathie auf mehreren Funktionen des sozialen Gehirns und wird in Abhängigkeit von der Forschungsrichtung jeweils etwas anders definiert. Wir werden für das SPACE-Modell eine Definition von Empathie verwenden (Decety & Jackson, 2004), die sich in die verschiedenen Theorien sozialer Kognition einordnen lässt. Empathie umfasst in diesem Modell:

- Eine emotionale Reaktion auf eine andere Person, wobei i. d. R. die Gefühle geteilt werden
- Die Übernahme der Perspektive einer anderen Person
- Das Bewusstsein, nicht mit dieser Person identisch zu sein

Grundsätzlich gibt es eine lange wissenschaftliche Diskussion darüber, was die Grundlage von Empathie ist: Das primäre Wahrnehmen und Nachempfinden der Emotionen und Handlungen anderer Menschen im Sinne einer Spiegelung oder Simulation – oder die kognitive Ableitung einer Theorie über die mentalen Inhalte eines anderen Menschen. Daraus sind zwei Theorien entstanden, die »Simulation Theory« und die »Theory Theory«.

Empathie durch Simulation (Simulation Theory)

Die Simulationstheorie geht davon aus, dass wir die mentalen Zustände anderer Menschen erschließen, indem wir sie unbewusst in ihrer jeweiligen Situation simulieren. Bei dem Verständnis motorischer Intentionen durch Simulation haben vermutlich die Spiegelneurone eine zentrale Rolle. Sie sind sowohl bei der Person, die eine Handlung selbst ausführt, als auch bei der Person, die die Handlung bei einer anderen Person beobachtet, aktiv (Gallese & Goldman, 1998). Empathie kann in diesem Sinne als eine verkörperte Simulation verstanden werden, die so weit geht, dass dabei ähnliche Emotionen und physiologische Zustände entstehen, deren Repräsentation über die anteriore Insel und das anteriore Cingulum als Teil des ventralen mPFC vermittelt wird (Decety & Jackson, 2004).

Die AI bietet zahlreiche Spiele zur Förderung solcher verkörperter Simulationen; die Basisübung ist das »Spiegeln«.

Spiel: Spiegeln
Die Teilnehmer*innen stehen sich jeweils paarweise gegenüber. Zunächst beginnt eine Person, langsame Bewegungen auszuführen, während die andere Person diese Bewegungen spiegelver-

kehrt imitiert. Hierfür ist es wichtig, dass die Bewegungen langsam und fließend ausgeführt werden. Nur so wird das Spiegeln möglich, und es ist nicht das Ziel, die andere Person auszutricksen, sondern ihr das Folgen zu ermöglichen. Während der Übung sollte nicht gesprochen werden. Nach einer Weile wird gewechselt. Die Übung sollte mit verschiedenen Partner*innen durchgeführt werden. Nach einer Weile kann die Übung so durchgeführt werden, dass sich im besten Fall gemeinsame Bewegungen ergeben, bei denen unklar bleibt, wer gerade führt und wer folgt.

Empathie durch Theoriebildung (Theory Theory)

Die Theory Theory geht im Gegensatz zur Simulationstheorie davon aus, dass Schlüsse auf die mentalen Inhalte eines anderen Individuums wie eine Theorie abgeleitet werden. Das heißt, sie werden gewissermaßen auf der Basis von Regeln aus zumeist implizitem Vorwissen über die Welt und andere Menschen gebildet, ohne dass dabei die Zustände selbst erlebt bzw. simuliert werden müssen. Dies wird besonders in Situationen deutlich, in denen kein unmittelbar beobachtbares Verhalten zur Verfügung steht oder der Ausdruck des Gegenübers im Konflikt zum gezeigten Verhalten steht. Die damit verbundene kognitive Funktion wird daher zumeist als »Theory of Mind« (ToM) (Frith & Frith, 2005; Premack & Woodruff, 1978) bezeichnet und häufig mit »false belief«-Geschichten untersucht, in denen aus kurzen Sequenzen nachvollzogen werden soll, wieso bei der Hauptfigur eine falsche Überzeugung entstanden ist. Wesentliche an dieser Aufgabe beteiligte Hirnstrukturen sind der dorsale mPFC, der Superiore Temporale Sulcus und der inferiore Parietallappen (Frith & Frith, 2005; Schurz et al., 2021), die wiederum bei Störungen der ToM veränderte Aktivierungen zeigen.

Es gibt eine ausgedehnte wissenschaftliche Diskussion darüber, ob die Theory of Mind über Gefühlszustände tatsächlich eine Form der Empathie ist oder ob die affektive ToM bzw. »kognitive Empathie« (Schnell et al., 2011) tatsächlich ohne eigene emotionale Beteiligung stattfindet (Stietz et al., 2019). Rein kognitive Empathie im engeren Sinne ist eigentlich keine Empathie, da sie offenbar auch ohne eigene Emotionen und die damit verbundene Bereitschaft zur sozialen Unterstützung möglich ist und z. b. im Rahmen antisozialer Persönlichkeitsausprägungen zur Manipulation anderer eingesetzt werden kann. Somit macht es aus psychotherapeutischer Sicht tatsächlich Sinn, die ToM von der Empathie zu unterscheiden. Es lässt sich annehmen, dass in der AI die Grundhaltung der Verbundenheit bzw. des Annäherungsmodus die Empathie auf der Basis simulativ nachempfundener Emotionen fördert.

Da die ToM-Bildung bzw. kognitive Empathie z. B. in Abwesenheit von Emotionssignalen allerdings auch eine wichtige Alltagskompetenz darstellt, haben wir auch solche AI-Übungen gesammelt, die eine theoretische Ableitung des mentalen Zustands der Mitspieler*innen erfordern und trainieren. Dies geschieht z. B. in szenischen Übungsformaten, die ganz im Sinne der »false belief«-Geschichten mit dem Unwissen bzw. den falschen Annahmen der Mitspieler*innen spielen, beispielsweise mit Varianten der »Naiven Expert*innen«:

Spiel: Varianten von »Naive Expert*innen«

- Ein Satz soll gesagt werden oder eine bestimmte Handlung ausgeführt werden (z. B. soll nach einem Verband für eine kleine Papierschnittwunde gefragt werden; es soll ein Pfand im Schuhgeschäft hinterlegt werden, um die Hochzeitsschuhe auch ohne Bezahlung sofort mitnehmen zu können o. ä.)
- Reklamation im Geschäft (die reklamierende Person weiß nicht, was sie reklamiert)

Spiel: Wort für Wort oder: Zwei als eine
Drei Teilnehmer*innen spielen eine Szene, dabei verkörpern zwei der Teilnehmer*innen gemeinsam eine Person. Dies zeigt sich dadurch, dass diese beiden Teilnehmer*innen im Dialog mit der

> dritten Person (die ganz normal spricht) reden, indem sie abwechselnd nur ein Wort sagen.

Aus solchen kurzen Szenen lassen sich im Spiel gewisse Grundregeln ableiten, die u. a. für die Mentalisierung von typischen Überzeugungen, Emotionen und Intentionen im Kontext von Rang und Status gelten. So ist es durch das Spiel einer fiktiven Situation möglich, Anregungen für Perspektivwechsel zu gewinnen, die sich zur Lösung realer (Problem-)Situationen in den Alltag der Patient*innen übertragen lassen.

Selbst/Fremd-Unterscheidung

Damit stellt sich natürlich die Frage, wie die Differenzierung zwischen der eigenen Perspektive und der eines anderen Menschen tatsächlich funktioniert. Die neurofunktionellen Befunde hierzu sind bisher nicht ganz eindeutig. In einigen Experimenten zeigte sich, dass die Übernahme der Selbst- im Unterschied zur Fremdperspektive mit unterschiedlichen Aktivierungen im vorderen mPFC verbunden ist. Tatsächlich sind Läsionen dieser Region mit Problemen in der Regulation sozialer Nähe assoziiert (Damasio, 1994). Zudem kommt es nicht nur im Rahmen von Hirnverletzungen, sondern auch bei Psychosen aus dem schizophrenen Formenkreis und einigen Persönlichkeitsstörungen zu Störungen der mentalen Selbst/Fremd-Unterscheidung. Angesichts solcher funktioneller Defizite ist es wünschenswert, die Fähigkeit zur Selbst/Fremd-Unterscheidung mit spezifischen Übungen gezielt fördern zu können, analog zum Training von Skills zur Anspannungsreduktion. Eine passende Übung ist der bewusste Wechsel zwischen der Selbst- und Fremdperspektive durch das gezielte alternierende Springen zwischen zwei Rollen:

> **Spiel: Rollentausch**
> Hier wechseln in einer fiktiven Konfliktsituation die Spieler*innen auf ein äußeres Signal die Rollen.

Beispiel: Wer darf zuerst die Toilette benutzen, die Rechtsanwältin oder die angeklagte Boxerin?

Um im Spiel zwischen den Rollen unterscheiden zu können, ist einerseits die Verkörperung wichtig, d. h. die Übernahme von Haltung, Stimmführung und Bewegungen der jeweiligen Rolle, und andererseits, sich an die vorherige Argumentation in der jeweils anderen Rolle zu erinnern. Durch den Wechsel zwischen den wettstreitenden Rollen wird auch die Selbst/Fremd-Unterscheidung gefördert. Schließlich müssen bei jedem Rollenwechsel die Aktionen des – jetzt fremden – vorherigen Selbst abgewehrt werden. Besonders eindrücklich wird diese markierte Selbst/Fremd-Unterscheidung, wenn diese Übung als Solo-Improvisation ausgeführt wird, d. h., dass ein*e Spieler*in, sorgfältig jeweils aus einer Rolle entkoppelt, zur anderen Position schreitet, in die Körperhaltung der anderen Rolle einkoppelt und dem anderen Selbst Gegenargumente entgegenschleudert (letztlich ähnlich der in der Psychotherapie etablierten Stuhldialoge).

Schließlich bieten auch ganz elementare AI-Übungen die Möglichkeit, im unmittelbaren Kontakt mit verschiedenen Interaktionspartner*innen die Selbst/Fremd-Unterscheidung als Grenzziehung des eigenen peripersonalen Raumes (Bufacchi & Iannetti, 2018) zu erleben. Dabei läuft jeweils eine Person so lange auf eine andere zu, bis diese die Hand zum Stoppsignal hebt. Wer diese Übung ausprobiert, erfährt einmal mehr, wie die Spiele der AI Grundfunktionen psychischen und sozialen Daseins unmittelbar erfahrbar machen.

Funktionelle Elemente der Empathie in der therapeutisch angewandten Improvisation

1. *Spiegelung und Simulation*
   Die motorische Spiegelung schult die Fähigkeit zur körperlichen

4 Die Domänen des SPACE-Modells

Synchronisation und Einfühlung bzw. das intuitive Verständnis für Emotionen, Intentionen und körperliche Zustände.
2. *Theoriebildung*
Das gemeinsame Improvisieren von Geschichten in elementaren Assoziationsübungen wie »Wort für Wort« oder in szenischen Erzählungen schult die Fähigkeit, die Ideen und Motivationen anderer Menschen zu verstehen und Theorien darüber auszubilden.
3. *Selbst/Fremd-Wechsel: Unterschiede zwischen Rollen verstehen*
Das Alternieren zwischen zwei Rollen, das sogar als Solo-Improvisation möglich ist, macht den Wechsel zwischen eigener und fremder Perspektive sowie ihre gegenseitige Bedingung bewusst erfahrbar.
4. *Impulse zur sozialen Unterstützung fördern*
Die AI ist wie das Improtheater in ihrem Kern wertebasiert. Grundhaltung ist die durchgängige Bereitschaft, Mitspieler*innen spontan weiterzuhelfen, wenn sie in einer Geschichte feststecken, auch wenn ich noch keinen Plan habe, wie das gehen soll. Aus dieser Grundhaltung entsteht Sicherheit für alle. Lassen wir die anderen aussehen wie Rockstars!

Mentalisierung

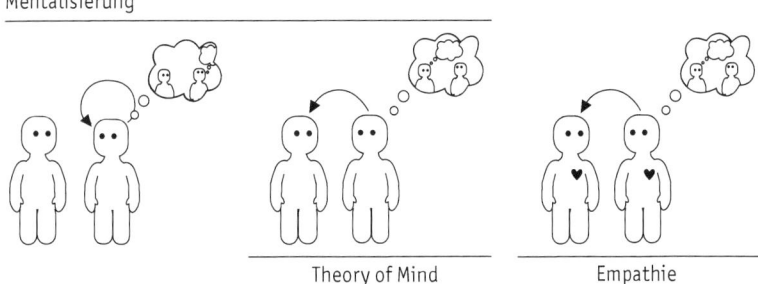

Theory of Mind   Empathie

Abb. 8: Verschiedene Theorien sozialer Kognition (ToM, Mentalisierung, Empathie)

Empathie als Alltagsressource

Die aktive Exploration der Wahrnehmung, Gefühle und Gedanken anderer Menschen setzt an die Stelle des ängstlichen Grübelns über die Ideen anderer die Erfahrung des intuitiven Verständnisses. Die verschiedenen Komponenten der Empathie können einerseits hilfreich sein, eigene Bedürfnisse besser zu kommunizieren und zu verwirklichen. Andererseits schafft die Grundhaltung des Verstehens und aktiven Unterstützens anderer Menschen zudem einen kooperativen Kontext, in dem sich die Ziele der einzelnen besser erkennen und erreichen lassen.

4.6.3 Psychopathologie und Psychoedukation

Die wohl bekannteste Störung der Mentalisierungsfähigkeit bzw. der Theory-of-Mind-Bildung stellen wohl die Autismus-Spektrum-Störungen (ASS) dar, die im ICD-11 (World Health Organization, 2022) durch anhaltende Defizite in der Fähigkeit, wechselseitige soziale Interaktionen und soziale Kommunikation zu initiieren und aufrechtzuerhalten, definiert werden.

Typischerweise haben die Betroffenen Schwierigkeiten, Überzeugungen, Intentionen und Emotionen anderer Menschen zu mentalisieren, was sich zum Beispiel in Problemen im Perspektivwechsel in »false belief«-ToM-Aufgaben zeigt (Baron-Cohen et al., 1985). Gleichzeitig ist die motorische Simulationsfähigkeit in Spiegelungsaufgaben reduziert (Brezis et al., 2017). Diese Störung korreliert mit Problemen beim Verständnis der Gefühle anderer. Da bei ASS also die simulative und die theoriegeleitete Mentalisierung betroffen sind, sollten durch AI-Übungen auch beide Bereiche trainiert werden. Infrage kommen dafür sowohl elementare Übungen zu Spiegelung und Synchronisation in der Gruppe als auch einfache szenische Übungen. Letztere können durch die Flexibilität der fiktiven Rollen auch in fantastische oder technische Erzählungsräume gesetzt werden, um Patient*Innen mit Spezialinteressen gerecht zu werden. Für Patient*innen mit Störungen der Sprachentwicklung könnte es dabei möglicherweise von Vorteil sein, dass ein großes Spektrum elementarer, nicht sprachbasierter Improvisationsspiele existiert.

In den letzten 20 Jahren sind Störungen der Mentalisierungsfähigkeit über die ASS hinaus bei zahlreichen anderen psychischen Störungen beschrieben worden. So wurde z.b. die Mentalisierungsbasierte Therapie (MBT) (Bateman & Fonagy, 2016) zunächst zur Behandlung der Borderline-Persönlichkeitsstörung durch Förderung der Mentalisierungsfähigkeit entwickelt. Die betroffenen Patient*innen haben insbesondere unter aversiver affektiver Anspannung häufig Probleme zu mentalisieren, dass ihre Interaktionspartner*innen nicht im selben Emotionszustand sind wie sie selbst (»psychic equivalence mode«), was schnell zu interaktionellen Störungen führt. Daneben behandelt die MBT auch bei anderen Persönlichkeitsstörungen Störungen der Mentalisierung wie die Pseudomentalisierung, in der verallgemeinernd und ohne persönlichen Bezug Einsichten über psychische Phänomene berichtet werden, was der therapeutischen Bearbeitung der individuellen dysfunktionalen Interaktionsmuster eher im Wege steht.

In ähnlicher Weise wie für Persönlichkeitsstörungen werden auch bei Depressionen Defizite in der Mentalisierungsfähigkeit und insbesondere der Empathie beobachtet (Nestor et al., 2022). Allerdings existieren dazu widersprüchliche Befunde, die darauf beruhen könnten, dass hier die Mentalisierungsfähigkeit oft durch depressionsbedingte kognitive Störungen beeinträchtigt sein kann.

Es bietet sich für alle Persönlichkeitsstörungen an, mit AI-Übungen und Psychoedukation zum Circumplexmodell dazu anzuregen, den Stimuluscharakter der eigenen Handlung auf die mentalen Zustände anderer und interaktionelle Wechselwirkungen praktisch zu erleben. Dabei bietet AI den Rahmen, prototypische soziale Situationen in fiktiven Rollen zu spielen, und ermöglicht dadurch eine Selbsterfahrung ohne die üblicherweise damit verbundenen Schamgefühle und Bedrohung des Selbstwertes. Im Spiel lassen sich zudem Hypothesen über die mentalen Zustände anderer direkt überprüfen. Spiele wie Spiegelübungen können eingesetzt werden, um die Fähigkeit zur genauen Wahrnehmung anderer und zur motorischen Simulation von mentalen Zuständen anderer als Grundlage der Mentalisierung zu trainieren.

4.6.4 Beispiel-Übungen für Patient*innen

- Spiegeln
- Schubsen
- Fangen spielen
- Eine*r zu viel
- Rollentausch
- Naive Expert*innen

> Die Beschreibung der Übungen, Hinweise zur Durchführung sowie Fragen zur Reflexion sind in den Online-Materialien zu finden. Den Weblink zum Download finden Sie am Ende dieses Buchs im ▶ Kap. Zusatzmaterial zum Download.

4.6.5 Selbsterfahrung und Training für Psychotherapeut*innen

Empathie ist eine der therapeutischen Basisvariablen nach Rogers (Rogers, 2012). In der Gesprächstherapie ist sie nicht nur notwendige, sondern – neben Akzeptanz und Echtheit – auch hinreichende Bedingung für Veränderung in der Psychotherapie. Tatsächlich existieren Hinweise, dass die Spiegelung im Sinne der motorischen Synchronisation zwischen Therapeut*in und Patient*in mit dem Therapieerfolg verbunden ist (Ramseyer & Tschacher, 2014). Auch andere Therapieschulen sehen die Fähigkeit zur empathischen Einfühlung als zentrale Kompetenz für den Aufbau einer therapeutischen Allianz. Gleichzeitig ermöglicht die empathische Haltung das Erkennen und die Reparatur von Brüchen, welche sich in der Forschung als wesentliche Aufgaben für Psychotherapeut*innen zur Aufrechterhaltung der Allianz herausgestellt haben.

In AI-Übungen trainieren wir die Mentalisierungsfähigkeit, indem wir uns empathisch in unsere Mitspieler*innen einfühlen, um so zum einen *deren* Impulse wahr- und auch emotional annehmen zu können, zum anderen um *unsere* Impulse zeitlich und hinsichtlich ihrer Stärke und Größe so einzubringen, dass sie von unserem Gegenüber erkannt und angenommen werden können. Ist mein Gegenüber beispielsweise überfordert, weil der Impuls zu groß ist oder zeitlich nicht passt, wird es blocken; nimmt mein Gegenüber den Impuls gar nicht als solchen wahr, weil er zu schwach oder uneindeutig war oder weil mein Gegenüber gerade nicht mit seiner Aufmerksamkeit bei mir ist, wird er ihn ebenfalls nicht aufgreifen. Beides gilt es mittels empathischer Vorwegnahme bzw. Perspektivübernahme zu vermeiden. Der Nutzen der AI für das Training der Empathie zeigte sich in einer Studie von Cai et al.: Bereits nach einem einzigen einstündigen Empathie-Workshop mit AI für Assistenzärzt*innen zeigte sich ein signifikanter Anstieg der Empathie, der allerdings über die Monate nicht stabil blieb (Cai et al., 2019) – es gilt also möglicherweise, Auffrischungstrainings zu etablieren.

Um die Mentalisierungsfähigkeit von Therapeut*innen zu trainieren, nutzen wir die gleichen Übungen wie für Patient*innen, allerdings kann der Schwierigkeitsgrad mit der Zeit und fortschreitendem Training erhöht werden. In dem Spiel »Naive Expert*innen« (▶ Kap. 4.6.2) kann dies zum einen über den zu erratenden Inhalt erfolgen: Beispielsweise ist das Produkt, das reklamiert werden soll, dann ein Toaster, der auch bereits die Butter appliziert, oder ein blinkender Bauchladen zum Würstchenverkauf; die Expert*innen auf der Bühne sind Wissenschaftler*innen und erforschen das Paarungsverhalten von Stinkwanzen. Zum anderen kann der Schwierigkeitsgrad über die Wahl des Settings variiert werden: möglich ist etwa auch eine Paarberatung, bei der das Paar nicht weiß, welches Problem es hat, oder eine fachliche Architektur-Präsentation durch eine Person, die nicht weiß, dass sie Architekt*in ist und was für ein (Haus-)Modell sie präsentiert. Letztlich wird die Fähigkeit zur Mentalisierung in allen szenischen Übungen gefördert.

4.6 Empathie

> **Fragen zur Reflexion:**
>
> - Wie leicht ist es mir gefallen, mich in mein Gegenüber hineinzuversetzen? An welchen Punkten war es leichter? Was war hilfreich? An welchen Punkten war es schwieriger?
> - Wie ist es mir damit gegangen, wenn ich mich geirrt hatte? Wie bin ich mit meinem »Fehler« umgegangen?
> - Hatte ich den Eindruck, neugierig auf meine eigenen kognitiven Prozesse und die der anderen zu sein?
> - Hatte ich den Eindruck, die anderen Spieler*innen waren daran interessiert, dass ich herausfinde, was sie denken?
> - Und umgekehrt die Frage an die andere Rolle: Wie gut konnte ich mich in den kognitiven Prozess des Erkennens bei der ratenden Person einfühlen?
> - Was bedeutet das, übertragen auf die Psychotherapie:
>   – Erlebe ich meine Haltung als neugierig gegenüber meinen eigenen kognitiven Prozessen und denen von Patient*innen?
>   – Als wie gut schätze ich meine Mentalisierungsfähigkeit ein? Wie gehe ich in der Psychotherapie damit um, wenn sich Einschätzungen oder Hypothesen als falsch erweisen?

Wichtig ist hierbei zu berücksichtigen, dass Mentalisierung nicht bedeutet, Gedanken lesen zu können. Es geht vielmehr um die Einnahme einer interessierten, neugierigen Haltung und – im Sinne einer Fehlerfreude oder -freundlichkeit – die Akzeptanz der Tatsache, dass wir irren können.

5 Spezielle klinische Anwendungen

5.1 Zielgruppen

In den vorangegangenen Kapiteln haben wir für die einzelnen SPACE-Domänen aufgezeigt, für welche zugrundeliegenden Psychopathologien die Übungen aus unserer Sicht sinnvoll erscheinen.
Unsere Erfahrungen mit den Übungen der AI beziehen sich bislang vorrangig auf internalisierende Störungen, d. h. insbesondere auf die Behandlung von Personen mit episodischen oder chronischen Depressionen, Angst- sowie Zwangserkrankungen und Patient*innen mit selbstunsicheren Persönlichkeitsakzentuierungen. Zum Einsatz von AI in der Psychotherapie liegen bislang einige Studien vor, die meist den Charakter von Pilotstudien haben. Die meisten dieser Studien nutzen AI ebenfalls in der Behandlung von depressiven und/oder sozial ängstlichen Patient*innen.

So konnte eine Pilotstudie mit ambulant behandelten psychiatrischen Patient*innen zeigen, dass die Gruppenintervention Thera-Prov eine Reduktion von Ängstlichkeit und Depressivität und eine Verbesserung des Selbstwerts bewirkte (Krueger et al., 2019). Sugiyama et al. wiesen nach, dass AI den Effekt eines Verhaltensaktivierungsprogramms bei Jugendlichen mit depressiven und PTBS-Symptomen verstärken konnte (Sugiyama et al., 2021).

Phillips Sheesley et al. berichteten bereits 2016 von dem Programm CIT (Comedic Improv Therapy) für sozial ängstliche Erwachsene, das Improvisationstheaterelemente mit einer KVT-Gruppentherapie kombiniert und sich die Elemente Gruppenzusammenhalt, Spiel, Exposition und Humor zunutze macht (Phillips Sheesley et al., 2016). Felsman et al. zeigten eine Reduktion von sozialen Ängsten durch eine zehnwöchige AI-Intervention bei Jugendlichen und erklärten dies u. a. mit einer verbesserten Unsicherheitstoleranz (Felsman et al., 2019; Felsman et al., 2023).

Van der Kolk weist auf den positiven Effekt von AI auf die Behandlung von Traumata hin (Van der Kolk, 2023), insbesondere weil AI den Kontakt zum eigenen Körper und zu den eigenen Gefühlen sowie das sichere Gefühl in der Gruppe fördert. DeMichele und Kuenneke konnten erste positive Ergebnisse in einer Studie mit Patient*innen mit komplexen Entwicklungstraumata zeigen (DeMichele & Kuenneke, 2021).

Erste positive Erfahrungen gibt es auch in der Therapie mit Jugendlichen mit Asperger- Syndrom (Corbett et al., 2019; Méndez-Martínez & Fernández-Río, 2021), hier liegt auch bereits ein Manual vor (Kramer & Ploesch, 2021), sowie mit Parkinsonpatient*innen (Bega et al., 2017) und Patient*innen mit milden Ausprägungen dementieller Erkrankungen (Stevens, 2012).

In unserer Klinik wird AI als freiwilliges Angebot auch bei der Behandlung von Abhängigkeitserkrankungen im Kontext der Entgiftung und im Übergang zur Psychotherapie genutzt. Die Gruppe dient der Verhaltensaktivierung, Stimmungsverbesserung (Befriedigung des Grundbedürfnisses Lustgewinn ohne Suchtmittelkonsum) und zur Behandlung der häufig komorbiden depressiven und sozial ängstlichen Symptomatik.

Angewandte Improvisation wurde bereits einer weiten Spanne von Altersgruppen angeboten: von Kindern (Sowden et al., 2015) und Jugendlichen (Baving et al., 2013; Felsman et al., 2019; Hainselin et al., 2018; Sugiyama et al., 2021) über ältere (Morse et al., 2018) bis hin zu hochbetagten Teilnehmer*innen (im Durchschnitt über 83 Jahre) in einer Studie von Lindquist et al. (Lindquist et al., 2021). Alle Altersgruppen profitieren von den Angeboten. Eine aktuelle Übersicht findet sich auch bei (Andrášik & Krčmářová, 2022). Einschränkend muss jedoch festgehalten werden, dass es sich bei den meisten dieser Studien um Pilotstudien mit kleinen Stichproben und oftmals ohne Kontrollgruppen handelt.

In einer eigenen Studie verglichen wir Patient*innen, die ihre Behandlung vor der Einführung der AI-Gruppen bereits abgeschlossen hatten, d. h. mit TAU (treatment as usual) behandelt wurden, mit einer weiteren Patient*innengruppe, die zusätzlich zu TAU an AI-Gruppen teilnahm. Es zeigte sich, dass die Patient*innen mit TAU plus AI nach drei Wochen eine geringere Depressivität aufwiesen als die historische Vergleichsgruppe (Stein et al., in prep.). Im Folgenden stellen wir dieses Gruppenkonzept für depressive Patient*innen in leicht modifizierter Form vor, das wir sowohl im stationären als auch im ambulanten Kontext einsetzen.

5.2 Gruppenkonzept »Mit Spaß Beziehungen gestalten« für depressive Patient*innen

5.2.1 Setting und Ziele

Das Gruppenkonzept wurde für episodisch und chronisch depressive Patient*innen als begleitendes Gruppentherapieangebot zu einer stationären (allgemeinpsychiatrischen oder CBASP-) oder ambulanten Behandlung entwickelt. Auch Patient*innen mit komorbiden sozialen Angst- sowie Zwangsstörungen haben wir in die Gruppe aufgenommen. Das Konzept umfasst fünf inhaltliche Sitzungen, die sich sowohl an dem SPACE-Modell als auch an KVT- und CBASP-Zielen orientieren, und eine optionale sechste Sitzung zur Wiederholung. Eine Sitzung dauert jeweils eine Zeitstunde. Ausgangspunkt für die Entwicklung eines solch kurzen Konzepts war, dass Patient*innen in der Regel drei Wochen in stationärer Behandlung bleiben und so einmal an allen Sitzungen der zweimal in der Woche stattfindenden Gruppe teilnehmen können. Die Gruppe findet fortlaufend als offene Gruppe statt, ein Einstieg ist jederzeit möglich. Sie

5.2 Gruppenkonzept »Mit Spaß Beziehungen gestalten«

wird idealerweise von einem Tandem aus Psychotherapeut*in und Pflegekraft angeleitet.

Auch ambulant wird das Konzept bei uns fortlaufend als offene Gruppe in der Psychiatrischen Institutsambulanz angeboten; hier findet ein einstündiger Termin pro Woche statt. Vor der Teilnahme wird ein Vorgespräch geführt, um die Indikation und mögliche Kontraindikationen abzuklären und die Erwartungen an das Angebot mit den Inhalten abzugleichen. Auch eine Teilnahme über die fünf bzw. sechs Sitzungen hinaus ist möglich.

Die übergeordneten Ziele des Gruppenangebots orientieren sich an den Zielen der KVT für episodische Depressionen und den Zielen für chronische Depressionen nach CBASP:

- Förderung von *Präsenz*, auch um der Grübelneigung entgegenzuwirken
- Bewusstes Erleben und Stärkung des *Annäherungsmodus* in sozialen Situationen: Verhaltensaktivierung und Erleben positiver Emotionen im Spiel (auch als Basis zum Aufbau positiver Aktivitäten in der Einzeltherapie), Unterbrechen angstbedingter Vermeidungsschemata bei chronisch Depressiven
- Verbesserung sozialer Fertigkeiten bzw. Verhaltensflexibilisierung im Sinne des Circumplexmodells (*Status* und *Nähe*: bewusste Wahrnehmung von Verhaltenskonsequenzen im Spiel, um der Wahrnehmungsentkopplung[3] und Hilflosigkeit entgegenzuwirken)
- Förderung von kognitiver Flexibilität und *Kreativität*
- Förderung von *Empathie*

---

[3] Mit dem Konzept der Wahrnehmungsentkopplung bei chronisch depressiven Patient*innen wird angenommen, dass chronisch Depressive sich nicht dessen bewusst sind, dass Menschen sich wechselseitig beeinflussen, wenn sie interagieren. Dies führt bei chronisch depressiven Patient*innen dazu, dass interpersonelle Konsequenzen des eigenen Verhaltens zu keiner Verhaltensänderung führen (McCullough Jr, 2012).

Zu Beginn jeder Sitzung stellen sich alle Teilnehmer*innen (inklusive der Behandler*innen) kurz mit Namen vor, dann werden die Gruppenregeln besprochen:

- Alle achten auf ihre individuellen Grenzen und machen so mit, wie es ihnen möglich ist
- Fehler sind erlaubt und erwünscht
- Arbeits-Du: Bei den Übungen wird teilweise geduzt, außerhalb der Übungen werden die Behandler*innen wieder gesiezt

Bei den Reflexionen sollten die Gruppenleiter*innen darauf achten, dass der Schwerpunkt auf den in der Gruppe gemachten Erfahrungen liegt. Es kann sonst schnell passieren, dass aufgrund längerer Berichte von Patient*innen der spielerische und erfahrungsbasierte Schwerpunkt des Trainings in den Hintergrund rückt. Bei der Abschlussreflexion können Reflexionsbögen zum Transfer auf den Alltag und zur weiteren Bearbeitung der Erfahrungen in der Einzeltherapie eingesetzt werden.

Im Folgenden wird der Ablauf der Sitzungen beispielhaft vorgestellt.

> Die Beschreibung der Übungen, Hinweise zur Durchführung sowie Fragen zur Reflexion sind in den Online-Materialien zu finden. Den Weblink zum Download finden Sie am Ende dieses Buchs im ▶ Kap. Zusatzmaterial zum Download.

Die Übungen können auch durch alternative Übungen zum jeweiligen Thema ersetzt werden, z. B. wenn mehrere Teilnehmer*innen bereits länger an der Gruppe teilnehmen.

5.2 Gruppenkonzept »Mit Spaß Beziehungen gestalten«

5.2.2 Sitzung 1: Thema »Präsenz«

Tab. 2: Gruppenkonzept Sitzung 1

Übung	Ziel	Hinweis
Vorstellung mit Namen	Gegenseitiges Kennenlernen	Die Teilnehmer*innen nennen nur ihren Namen, keine Diagnosen oder Details ihrer Krankengeschichte
Besprechung der Gruppenregeln	Sicheren Rahmen schaffen	Wie oben aufgeführt
Klatschkreis	Ankommen, Aufmerksamkeit innerhalb der Gruppe fördern, über Lachen in den Annäherungsmodus kommen, Angst reduzieren	Diagnostische Einschätzung von Aufmerksamkeit, Konzentration, Ängstlichkeit, Kontaktaufnahme zu anderen (Blickkontakt?), Schwingungsfähigkeit
Reflexion	Reflexion über eigene Aufmerksamkeit und Ängstlichkeit, Erfahren und Verstehen des Prinzips »Sei im Hier und Jetzt« im Improvisationstheater und seiner Effekte auch im Alltag	»Wie war das, wenn der Impuls näherkam? Worauf muss ich achten?« (3–4 Rückmeldungen sammeln)
Psychoedukation	Präsenz als sensomotorisches Zusammenspiel von Wachheit, Aufmerksamkeit und Ausdrucksverhalten erleben und üben	Sozial präsent sein: »Ich kann Impulse nur annehmen, wenn ich wach für Angebote im Raum bin, mich dann auf das konkrete Angebot meines Gegenübers konzentriere, es aktiv annehme und mit eindeutigem Ausdruck (Blickkontakt, Richtung der Klatschbewegung)

Tab. 2: Gruppenkonzept Sitzung 1 – Fortsetzung

Übung	Ziel	Hinweis
		weitergebe. Ich sollte Impulse nur weitergeben, wenn auch mein Gegenüber aufmerksam ist. Wie kann ich mich dessen versichern? (Blickkontakt, im Alltag auch: nachfragen)«
Wusch-Kreis	Präsenz, Aufmerksamkeit für Variationen, Genauigkeit eigener Signale	
Whisky-Mixer I (Bedingung: Laufen bei Fehlern)	Annäherung: Fehler machen und dabei lachen, andere erleben, wie sie Fehler machen, Erleben von Schadensvermeidung und Annäherungsmodus	Übung so lange laufen lassen, bis möglichst alle einen Fehler gemacht haben, selbst als Modell Fehler machen, ggf. Tempo erhöhen
Reflexion	Wahrnehmung der Auswirkung von Ängstlichkeit und Selbstaufmerksamkeit auf die Präsenz im Spiel; Wahrnehmung von Schadensvermeidung und Annäherungsmodus	Fragen: »Hatte jemand Angst, einen Fehler zu machen? Wie hat sich das angefühlt (mangelnde Konzentration, Angst etc.)? Fehler im Alltag sind nicht angenehm, wir alle wollen Fehler vermeiden. Was war bei dieser Übung ggf. anders?« Lernziel ist nicht, dass Fehler auch im Alltag erwünscht oder unproblematisch sind. Es geht bei der Übung darum, aus der Schadensvermeidung in die Annäherung zu kommen.

5.2 Gruppenkonzept »Mit Spaß Beziehungen gestalten«

Tab. 2: Gruppenkonzept Sitzung 1 – Fortsetzung

Übung	Ziel	Hinweis
Whisky-Mixer II (Bedingung: Laufen bei Lachen)	»Fehler« im Annäherungsmodus machen	Oftmals müssen alle lachen und der Kreis löst sich komplett auf
Kurze Einführung in das Konsistenzmodell nach Grawe	Schadensvermeidung und Annäherungsmodus selbst erleben und benennen können	Hier nur Schadensvermeidung und Annäherung nennen, Thema Grundbedürfnisse folgt in Sitzung 2
1-2-3	Präsenz: Multitasking, gleichzeitig Aufmerksamkeit auf den Ablauf (gemeinsam Zählen) und die Regel (bestimmte Zahlen ersetzen)	
Reflexion	Präsenz als Voraussetzung für Multitasking, Präsenz ist inkompatibel mit Grübeln	Fragen: »Wie leicht oder schwer war das? Wer hat nebenher noch an etwas anderes denken können? Wo brauche ich Multitasking im Alltag? Was ist der Unterschied zum Abgelenktsein?«
Was machst du da?	Multitasking: Eine Tätigkeit möglichst genau darstellen und dabei eine andere Idee entwickeln	
Stiller Kreis	Präsenz: Wachheit für Angebot in der Gruppe, durch Verhaltenssteuerung den Impuls, sofort loszugehen, unterdrücken (erst nächsten Kontakt aufnehmen)	
Optional: *Ein-Wort-Geschichte zu zweit*	Präsenz: Aufmerksamkeit für Angebot des Gegen-	

Tab. 2: Gruppenkonzept Sitzung 1 – Fortsetzung

Übung	Ziel	Hinweis
	übers, eigene Vorannahmen und Ideen loslassen können	
Reflexion	Übertragung der heutigen Erfahrungen auf den sozialen Alltag	Fragen: »Wie schwer war das? Warum? Präsenz ist die Voraussetzung dafür, flexibel die Angebote des Gegenübers nutzen zu können. Wann sind wir im Alltag präsent? Wodurch wird unsere Präsenz gestört? Was können wir für die Präsenz im Alltag aus der Gruppe mitnehmen?«
Ausfüllen des Reflexionsbogens	Transfer in den Alltag fördern, Erkenntnisse für die laufende Therapie nutzbar machen	Protokollbogen mit Fragen: »Was war Ihre wichtigste Lernerfahrung heute? Was möchten Sie auf Ihren Alltag übertragen? Was nehmen Sie mit in die nächste Einzeltherapiesitzung?«
Hausaufgabe	Wenn möglich eine Übung nochmal wiederholen, eigene Präsenz im Alltag beobachten und bewusst gestalten	Ggf. im Einzelgespräch nachbesprechen
Abschluss: *Alle klatschen einmal gleichzeitig*	Synchronisation der Gruppe	Insgesamt drei Wiederholungen

5.2.3 Sitzung 2: Thema »Annäherung«

Tab. 3: Gruppenkonzept Sitzung 2

Übung	Ziel	Hinweis
Vorstellung mit Namen	s. Sitzung 1	
Gruppenregeln	s. Sitzung 1	Können auch durch Patient*innen erklärt werden
Blitzlicht Hausaufgaben	Verbindlichkeit erhöhen	Sehr kurze Besprechung der Hausaufgaben: Highlights nennen
Klatschkreis	s. Sitzung 1	Mehrere Runden mit Variationen
Kurze Reflexion und Psychoedukation	s. Sitzung 1	
Whisky-Mixer	s. Sitzung 1	
Reflexion	s. Sitzung 1	
»Ja, aber ...« und »Ja genau, und dann ...« (in Zweiergruppen, neue Gruppenkonstellation für »Ja genau, und dann ...«)	Annäherung: Erleben von Nähe und Distanz, »Ja, aber«-Haltung und »Ja, und«-Haltung und deren jeweilige Wirkung erleben; Verständnis des Prinzips des »Ja, und« im Improvisationstheater	mögliche Themen: Wir planen eine Gartenparty, ein gemeinsames Wochenende, einen Kinoabend, ein Karnevalswochenende, einen Herbstspaziergang, einen Ausflug zum See, ein Picknick im Park etc.
Reflexion	Nach jedem Schritt, getrennt nach Rollen; Verbindung mit Grundbedürfnissen nach Kontrolle (»Ja, aber«), Bindung, Lustgewinn (»Ja, und«)	Fragen: »Wie hat sich das angefühlt? Kennen Sie das aus dem Alltag? In welcher Rolle hatten Sie das Gefühl, am meisten Kontrolle zu haben?«
Kurze Einführung zur Affiliationsachse und in das Circumplexmodell	Verbindung zum Circumplexmodell etablieren	Nur Affiliationsachse aufzeichnen, Statusachse wird beim nächsten Ter-

5 Spezielle klinische Anwendungen

Tab. 3: Gruppenkonzept Sitzung 2 – Fortsetzung

Übung	Ziel	Hinweis
		min ergänzt, falls im sonstigen Therapiekonzept das Circumplexmodell etabliert wurde, ggf. darauf verweisen; Frage: »Wie kann ich Kontrolle im Annäherungsmodus erleben?« Antwort: »Durch aktive Gestaltung der Szene, z. B. durch Ausmalen der Situation oder größere assoziative Schritte.«
Was jetzt?	Erleben von Kontrolle im Annäherungsmodus	
Optional: *Neue Wahl*	Annäherung: spontan neue Ideen generieren	
Szene ohne A	Annäherung: trotz Fehlern im Annäherungsmodus bleiben	
Reflexion	Wie fühlt sich das an? Bezug zum Modell	
Ausfüllen des Reflexionsbogens	s. Sitzung 1	
Optional: *Ein-Wort-Geschichten*	Akzeptanz der Angebote des Gegenübers, eigene Ideen loslassen	
Hausaufgabe	Eigene »Ja, aber«-Haltung beobachten, wenn möglich »Ja, aber«-Fasten über einen Tag oder einmal am Tag bewusst »Ja, und ...« statt »Ja, aber ...« einsetzen;	Ggf. im Einzelgespräch nachbesprechen

5.2 Gruppenkonzept »Mit Spaß Beziehungen gestalten«

Tab. 3: Gruppenkonzept Sitzung 2 – Fortsetzung

Übung	Ziel	Hinweis
	Annäherungsmodus als Ressource erfahrbar machen, Kontrolle und hemmende Wirkung durch Schadensvermeidung wahrnehmen; Handlungsflexibilität	
Abschluss: *Alle klatschen einmal gleichzeitig*		Insgesamt 3 Wiederholungen

5.2.4 Sitzung 3: Thema »Status«

Tab. 4: Gruppenkonzept Sitzung 3

Übung	Ziel	Hinweis
Vorstellung mit Namen	s. Sitzung 1	
Gruppenregeln	s. Sitzung 1	
Blitzlicht Hausaufgaben	s. Sitzung 2	
Klatschkreis	s. Sitzung 1	Mehrere Runden mit Variationen
Kurze Reflexion und Psychoedukation	s. Sitzung 1	
Whisky-Mixer	s. Sitzung 1	
Reflexion	s. Sitzung 1	
Kurze Einführung zum Thema Status	Kurze Erläuterung von Status und seiner situativen Aushandlung; Unterschied zu Rang darstellen	Frage: »Wie kann ich hohen oder niedrigen Status darstellen?«

149

Tab. 4: Gruppenkonzept Sitzung 3 – Fortsetzung

Übung	Ziel	Hinweis
Hochstatus und Tiefstatus körperlich erleben	Erleben der körperlichen Verankerung des Statuserlebens und -verhaltens	Hohen und tiefen Status einnehmen, durch den Raum laufen, auf eigene Körperhaltung achten
Auf dem Markt	Interaktion wahrnehmen	Alle Teilnehmer*innen spielen beide Statuspositionen
Reflexion		Fragen: »Wie hat sich das angefühlt? Wie sind Sie miteinander in Kontakt gekommen? Ist Ihnen eine der beiden Rollen leichter gefallen?«
Psychoedukation: Kurze Einführung in das Circumplexmodell	Status: Komplettierung des Circumplexmodells um die Statusachse, kurz an Übungen zur Verbundenheitsachse erinnern	Ggf. Flipchart-Skizze des Circumplexmodells aus letztem Gruppentermin um die Achse Status ergänzen
Optional: *Status-Reihe*	Status: Weitere Flexibilisierung, Wahrnehmung und Gestaltung von Status in feineren Abstufungen	Fragen: »Wie funktioniert das? Woran wird Status bei anderen erkannt?« Körperhaltung beschreiben, Übung wiederholen (neue Zettelverteilung)
Status-WG	Status: Gestaltung von Status und Aushandlung in Wechselspiel mit anderen Personen; Bewusstsein über Wechselspiel von Statuserreichung und Position auf der Verbundenheitsachse	
Reflexion	Wer war wo im Circumplexmodell?	Fragen: »Was hat der Versuch, einen Hochsta-

5.2 Gruppenkonzept »Mit Spaß Beziehungen gestalten«

Tab. 4: Gruppenkonzept Sitzung 3 – Fortsetzung

Übung	Ziel	Hinweis
		tus zu erreichen, auf der Verbundenheitsachse erzeugt? Kam es zu mehr Distanz?« (Nur beschreibende Antworten, ohne Wertung)
Reflexion und Psychoedukation	Eigene Flexibilität wahrnehmen und benennen	Frage: »Was lernen wir aus der Übung?« (Antwort: »Ich kann prinzipiell verschiedene Positionen einnehmen.« → Flexibilität in sozialen Interaktionen)
Ausfüllen des Reflexionsbogens	s. Sitzung 1	
Optional: *Status-Wechsel*	Flexibilität weiter erhöhen	Beispielhafte Szenen: Bademeister*in und Badegast, Hausmeister*in und Hausbewohner*in
Hausaufgaben	Status gezielt im Alltag ausprobieren über den Einsatz von Verkörperung: an der grünen Fußgänger*innenampel, auf der vollen Hauptstraße, in Konfliktsituationen	Ggf. im Einzelgespräch nachbesprechen
Abschluss: *Alle klatschen einmal gleichzeitig*		Insgesamt drei Wiederholungen

5.2.5 Sitzung 4: Thema »Kreativität«

Tab. 5: Gruppenkonzept Sitzung 4

Übung	Ziel	Hinweis
Vorstellung mit Namen	s. Sitzung 1	
Gruppenregeln	s. Sitzung 1	
Blitzlicht Hausaufgaben	s. Sitzung 2	
Klatschkreis	s. Sitzung 1	Mehrere Runden mit Variationen
Kurze Reflexion und Psychoedukation	s. Sitzung 1	
Whisky-Mixer	s. Sitzung 1	
Reflexion	s. Sitzung 1	
Assoziationskreis	Kreativität: Assoziationen zulassen	
Dia stellen oder: Ich bin ein Baum	Kreativität: Assoziationen mit dem Körper darstellen	
Posen	Angebote wahr- und annehmen	
Reflexion	Kreativität: Das Wahr- und Annehmen von Angeboten (Akzeptanz) und Ergänzen um eigene Impulse führt zu gemeinsamer Kreativität	Fragen: »Wie gehen wir mit Angeboten des anderen um? Wie gehen wir mit Missverständnissen um? Was hat das mit ›Ja, und‹ zu tun?« → Eigene Impulse, Angebote des anderen, Missverständnisse nicht bewertend annehmen (Akzeptanz) → aus allem entsteht etwas Neues, eine Wendung, eine neue Idee

5.2 Gruppenkonzept »Mit Spaß Beziehungen gestalten«

Tab. 5: Gruppenkonzept Sitzung 4 – Fortsetzung

Übung	Ziel	Hinweis
Psychoedukation	Kreativität als Ressource, auch beim Problemlösen	
Einen Gegenstand begeistert beschreiben	Förderung von Kreativität und einer positiven Perspektive	
Urlaub aus zwei Perspektiven (oder: Neubewerten mal anders)	Kreatives Umbewerten	
Reflexion	Zusammenhang von Bewertung und Gefühl	Fragen: »Wie leicht oder schwer war das? Zu welchem Gefühl hat das geführt?«
Psychoedukation	Zusammenhang von Kreativität, Flexibilität und Emotionsregulation	
Optional: *Fangen spielen*	Aktivierung, Flexibilität verbessern	
Reflexion		Fragen: »Spielen wir im Alltag? Was macht Spaß im Alltag? (Flow) Wie können uns Kreativität und Spiel im Alltag helfen?«
Ausfüllen des Reflexionsbogens	s. Sitzung 1	
Optional: kurze *Freeze-Tag*-Sequenzen	Angebote annehmen, Situation mutig gestalten	
Hausaufgabe	Aus einer Zeitung oder einer Zeitschrift drei beliebige Wörter raussuchen und eine Geschichte erfinden, die diese Wörter verbindet	Ggf. im Einzelgespräch nachbesprechen

5 Spezielle klinische Anwendungen

Tab. 5: Gruppenkonzept Sitzung 4 – Fortsetzung

Übung	Ziel	Hinweis
Abschluss: *Dia stellen* mit allen zusammen, Beispielszenen: Zoo, Strandurlaub oder auch »diese Gruppe«		

5.2.6 Sitzung 5: Thema »Empathie«

Tab. 6: Gruppenkonzept Sitzung 5

Übung	Ziel	Hinweis
Vorstellung mit Namen	s. Sitzung 1	
Gruppenregeln	s. Sitzung 1	
Blitzlicht Hausaufgaben	s. Sitzung 2	
Klatschkreis	s. Sitzung 1	
Kurze Reflexion und Psychoedukation	s. Sitzung 1	
Whisky-Mixer	s. Sitzung 1	
Reflexion	s. Sitzung 1	
Spiegeln	Empathie: Motorische Spiegelung als Grundlage der Mentalisierung und Empathie	
Vom Balken stoßen	Empathie: Motorische Spiegelung und Vorhersage der Bewegungsimpulse der Spielpartner*innen	

5.2 Gruppenkonzept »Mit Spaß Beziehungen gestalten«

Tab. 6: Gruppenkonzept Sitzung 5 – Fortsetzung

Übung	Ziel	Hinweis
Rollentausch	Genaue Übernahme der Gefühle und Überzeugungen einer anderen Person	In einem Streitgespräch wechseln beide die Position und versuchen in der jeweiligen Rolle, sich gegenseitig zu verunsichern
Reflexion	Wir können keine Gedanken lesen, auch durch Grübeln erschließen sich die Gedanken in der Regel nicht, nur durch Interaktion und genaue Beobachtung	
Psychoedukation	Definition Empathie; Empathie im Alltag wichtig, weil sie Kooperation ermöglicht; um die Intentionen anderer zu verstehen, sind Interaktion/Zusammenspiel nötig	
Naive Expert*innen	Empathie: Aktiv Wissensstand, Emotionen und Motive des Gegenübers mentalisieren und entsprechend Angebote machen	Szene für Einzelspieler*in z. B. Reklamation im Geschäft; Szene für Gruppenspiel z. B. Party
Reflexion	Konzept von Mentalisieren entwickeln; Prinzip »Lass dein*e Mitspieler*in wie einen Rockstar aussehen«	Fragen: »Wie ist es gelungen, dahinterzukommen, was das Ziel war? Wie ist es gelungen, auf dem Weg dorthin zu unterstützen?«
Psychoedukation	Schrittweise Überprüfung der eigenen Annahmen wichtig	

5 Spezielle klinische Anwendungen

Tab. 6: Gruppenkonzept Sitzung 5 – Fortsetzung

Übung	Ziel	Hinweis
Ausfüllen des Reflexionsbogens	s. Sitzung 1	
Optional: *Freeze Tag*	s. Sitzung 4	
Hausaufgabe	Mind. einmal raten, wie sich eine andere Person fühlt, und Annahme überprüfen (nachfragen)	Ggf. im Einzelgespräch nachbesprechen
Abschluss: *Alle klatschen einmal gleichzeitig*		Insgesamt drei Wiederholungen

5.2.7 Sitzung 6: Wiederholung

Tab. 7: Gruppenkonzept Sitzung 6

Übung	Ziel	Hinweis
Vorstellung mit Namen	s. Sitzung 1	
Gruppenregeln	s. Sitzung 1	
Blitzlicht Hausaufgaben	s. Sitzung 2	
Erklärung, dass es sich um eine Wiederholungssitzung zur Konsolidierung des Gelernten handelt	Kurze Wiederholung der Sitzungen 1–5: Modell von Grawe, Circumplexmodell mit beiden Achsen, Kreativität, Flexibilität und Spiel, Empathie	Für die neu hinzugekommen Patient*innen ist die Zusammenfassung ein Ausblick, welche Themen noch ausführlich behandelt werden
Klatschkreis	s. Sitzung 1	
Kurze Reflexion und Psychoedukation	s. Sitzung 1 zum Thema »Präsenz«	
Whisky-Mixer	s. Sitzung 1	

5.2 Gruppenkonzept »Mit Spaß Beziehungen gestalten«

Tab. 7: Gruppenkonzept Sitzung 6 – Fortsetzung

Übung	Ziel	Hinweis
Treffen nach langer Zeit		Neue Übung zum Thema »Annäherung«
Kurze Reflexion und Psychoedukation	s. Sitzung 2 zum Thema »Annäherung«	
Status körperlich erleben	s. Sitzung 3	
Statuskette		Neue Übung zum Thema »Status«
Kurze Reflexion und Psychoedukation	s. Sitzung 3 zum Thema »Status«	
Assoziationskreis	s. Sitzung 4	
Dias stellen	s. Sitzung 4	
Kurze Reflexion und Psychoedukation	s. Sitzung 4 zum Thema »Kreativität«	
Spiegeln	s. Sitzung 5	
Vom Balken stoßen	s. Sitzung 5	
Kurze Reflexion und Psychoedukation	s. Sitzung 5 zum Thema »Empathie«	
Optional: Teilnehmer*innen können Wiederholung einer Übung vorschlagen oder zu einem Thema etwas Neues ausprobieren	Vertiefung der Erfahrung durch Wiederholung oder neue Übungen (Trainingseffekt), Förderung von Neugier	
Ausfüllen des Reflexionsbogens	s. Sitzung 1	
Abschluss: *Alle klatschen einmal gleichzeitig*		Insgesamt drei Wiederholungen

Immer wieder haben wir mit den Kolleg*innen, die die Gruppen anleiten, die Frage diskutiert, wie schnell die Übungen abwechseln sollten: Einerseits kann der Aspekt der Neuigkeit von schnell wechselnden Übungen Flow-Erleben bewirken, langweilige Übungen hingegen nicht. Und auch für die Therapeut*innen sollte in der Durchführung keine Langeweile auftreten. Andererseits kann die Wiederholung von Übungen ermöglichen, eigene Veränderungen zu erfahren. Wir empfehlen daher einen Mittelweg, z. B. die Anfangsübungen nach frühestens drei Sitzungen zu variieren. Kommen neue Patient*innen hinzu, erleben wir oftmals, dass Patient*innen, die schon eine Weile dabei sind, die Anleitung der Übungen mit übernehmen. Dies unterstreicht noch einmal die Begegnung auf Augenhöhe, die besonders dann explizit wird, wenn Kolleg*innen neu hinzukommen (was jederzeit möglich ist) und von Patient*innen die Übungen (mit) angeleitet werden.

5.3 Weitere Settings und Einsatzbereiche

Neben dem Einsatz der AI als Gruppenangebot für Patient*innen oder als Training für Therapeut*innen gibt es weitere Settings, in denen AI sinnvoll eingesetzt werden kann. Im Folgenden möchten wir auf die Einsatzmöglichkeiten von AI im Einzelsetting, als Selbsterfahrungselement sowie als Training und Personalentwicklungs-Element für multiprofessionelle Teams eingehen.

5.3.1 AI im Einzelsetting

Die Übungen der Angewandten Improvisation werden derzeit primär im Gruppenkontext eingesetzt. Gleichzeitig gibt es vermehrt Interesse daran, die ressourcenaktivierenden Eigenschaften der Übungen auch für das Einzelsetting nutzbar zu machen. Ein nicht unerhebli-

5.3 Weitere Settings und Einsatzbereiche

cher Teil der Übungen, die wir bereits vorgestellt haben, werden auch im Gruppenkontext als Paarübung durchgeführt. Diese Übungen können prinzipiell auch im Setting der Einzeltherapie genutzt werden. Dabei ergeben sich jedoch aufgrund der Tatsache, dass nun der*die Therapeut*in auch eine Rolle im Spiel übernehmen muss, einige Fragen und Besonderheiten.

Die Übungen erfolgen prinzipiell auf Augenhöhe, d.h., Therapeut*innen sollten bereit sein, sich und ihre kreativen Ideen, aber auch mögliche Fehler zu zeigen. Therapeut*innen haben hier auch eine Modellfunktion: Wie gehen Therapeut*innen mit eigenen Fehlern um? Damit, dass ihnen vielleicht einmal nicht direkt eine Idee kommt? Hier ist es wichtig, als Therapeut*in selbst im Annäherungsmodus zu bleiben bzw. eigenes Erleben zu verbalisieren und im Sinne der Psychoedukation zu nutzen.

In manchen Übungen ist es künstlich, sein Gegenüber in der Szene mit »Sie« anzusprechen. Dann bieten wir den Patient*innen an, für die Übung ins Arbeits-Du zu wechseln. In der Regel fällt es Patient*innen leicht, direkt nach der Übung wieder zum »Sie« zurückzukehren.

In den Zweierübungen stellt sich dann noch die Frage, welche Rolle der*die Patient*in, welche der*die Therapeut*in einnehmen sollte – bzw. ob gewechselt werden sollte. Im Kapitel »Anwendungsmatrix« (▶ Kap. 6) sind alle Übungen, die auch im Einzelsetting eingesetzt werden können, entsprechend markiert sowie ggf. um Hinweise zur Durchführung ergänzt.

Insbesondere in dem Einzeltherapie-Setting, wenn der*die Therapeut*in selbst aktiv bei einer Übung mitmacht, ist eigene Spielerfahrung mit den Übungen hilfreich. Beispielsweise ist es von zentraler Bedeutung zu wissen, wie man mutig die Situation aktiv gestalten kann, etwa wie man mit großen Sprüngen unangenehme imaginäre Situationen verlassen und eine neue Szene entstehen lassen kann. So kann es passieren, dass Therapeut*in und Patient*in sich im Spiel nach einer rauschenden Party plötzlich mit einem Glas Rotwein in der Hand am Strand befinden und so eine nicht intendierte Intimität entsteht. Was kann man als Therapeut*in tun? Große

Sprünge: z. B. direkt nebenan eine Gruppe von Personen entdecken, die Stabhochsprung ins Meer macht, was man schon immer mal ausprobieren wollte.

Ein weiteres Setting stellt die Kombination aus Gruppentherapie mit Übungen der AI und einer Einzeltherapie dar, in der die Erfahrungen besprochen und gemeinsam auf den Alltag übertragen werden können. Die Erfahrung und Rückmeldung der Kolleg*innen in unserer Klinik ist, dass sie ihre Patient*innen im Zeitraum von ein bis zwei Tagen nach der Teilnahme an der Gruppe im Einzelgespräch als offener erleben, was zu einer effizienteren Nutzung der Therapiezeit beiträgt.

5.3.2 AI in der Selbsterfahrung

Selbsterfahrung ist nicht nur ein wesentlicher Baustein in der bisherigen Weiterbildung und in der reformierten universitären Ausbildung zur Psychotherapeut*in, sie unterstützt vielmehr – als kontinuierlicher Prozess über das gesamte Berufsleben hinweg – die individuelle Entwicklung. Wichtige Aspekte bei der Persönlichkeitsentwicklung sind u. a. die Verbesserung der Beziehungsgestaltung sowie der Zugang zu eigenen Ressourcen.

Brüderl et al. fassen das Ziel der Selbsterfahrung als die Schaffung »hilfreicher[r] Rahmenbedingungen für eine fundierte Selbsteinschätzung bzw. Selbsterkenntnis des eigenen Erlebens und Handelns sowie der eigenen Interaktionsfähigkeit« zusammen (Brüderl et al., 2021, S. 19). Die verhaltenstherapeutische Selbsterfahrung macht sich dabei zunutze, dass Ausbildungskandidat*innen therapeutische Interventionen im Wechsel aus der Therapeut*innen- und der Patient*innenperspektive erleben. Der Einsatz von Angewandter Improvisation erweitert hier das bisherige Übungsspektrum in der Selbsterfahrung von Psychotherapeut*innen.

Indem im Spiel Beziehung simuliert wird, wird das eigene Interaktionsverhalten direkt erfahrbar und somit der Reflexion zugänglich. Wesentliche Themen sind dabei z. B. der Umgang mit Brüchen in

5.3 Weitere Settings und Einsatzbereiche

der therapeutischen Allianz, die Förderung der Annäherungsorientierung und die Erweiterung der Flexibilität.

Übungen der AI ermöglichen es, sich – in Echtzeit und im konkreten Raum der Selbsterfahrung – spielerisch eigener Ressourcen und Stärken bewusst zu werden, diese auch auf körperlicher Ebene zu erfahren und dadurch zukünftig besser einsetzen zu können. Hierbei ergeben sich aus gegenwärtigen Erfahrungen in der jeweiligen Übung Erkenntnisse, die im Sinne prospektiver Selbsterfahrungsaspekte für die Psychotherapeut*innen auch in ihrem zukünftigen therapeutischen Arbeiten hilfreich sein können. So werden sie in ihrer Zuversicht, auch mit unvorhergesehenen, schwierigen Situationen umgehen und die therapeutische Beziehung auch in schwierigen Phasen der Therapie aufrecht erhalten zu können, gestärkt, was letztlich einer Förderung von Gelassenheit und Selbstwirksamkeit entspricht.

Einige Autor*innen diskutieren, inwiefern AI auch zu einer Verbesserung von Resilienz beitragen kann.[4] Beispielsweise legen Mehta und Fessell dar, welche Bedeutung Improvisieren als Kompetenz, sich an ständig verändernde Situationen (wie in der Pandemie) anpassen zu können, in der medizinischen Ausbildung hat (Mehta & Fessell, 2022). Auch Grøtan et al. bewerten die Fähigkeit zur Improvisation als eine Grundvoraussetzung für Resilienz (Grøtan et al., 2008). Schwenke et al. fanden nach einem Training mit AI immerhin einen Trend zur Verbesserung der Resilienz im Vergleich zu einer Kontrollgruppe (Schwenke et al., 2021). Die Resilienzforschung konnte zahlreiche Faktoren identifizieren, die einen Beitrag zur Resilienz leisten, darunter befinden sich drei, deren Bedeutung etwas größer zu sein scheint: Selbstwirksamkeit, soziales Eingebundensein/Unterstützung sowie Flexibilität (Lackner, 2021) – diese drei Aspekte werden mit AI adressiert. Dabei zeigt sich in Studien auch ein negativer Zusammenhang zwischen Resilienz und Burnout (bei Ärzt*innen: West et

---

4 Bei dieser Diskussion gilt es zu beachten, dass es verschiedene Definitionen und Konzepte zur Resilienz gibt, festgemacht wird sie u.a. an Symptomfreiheit, Wohlbefinden oder auch dem Erleben positiver Emotionen (Lackner, 2021).

al., 2020). Eine erste Studie untersuchte den Einfluss von AI auf Burnout-Symptome bei Assistenzärzt*innen in der Psychiatrie. Nach einem sechswöchigen Training mit AI zeigte sich eine Verbesserung des Wohlbefindens durch eine Reduktion von Burnout, der Unsicherheitsintoleranz, eine Verbesserung der Verspieltheit (Playfulness) bzw. des Selbst-Mitgefühls. Die Ärzt*innen gaben dabei an, dass das Training sowohl ihre Arbeit als auch ihr Leben im Allgemeinen positiv beeinflusst habe (Katzman et al., 2023).

Die grundsätzlichen Ziele von Angewandter Improvisation in der Selbsterfahrung lassen sich somit wie folgt zusammenfassen:

- Reflexion der eigenen therapeutischen Haltung
- Erleben der eigenen Spontaneität und Kreativität als Problemlöseressource
- Förderung von Flexibilität im Denken und Handeln (dadurch Stärkung der Resilienz)
- Förderung von Gelassenheit, auch in herausfordernden Situationen, und von Unsicherheitstoleranz (Sicherheit in der Unsicherheit)
- Stärkung eines konstruktiven Umgangs mit Fehlern und Scheitern sowie mit Brüchen in der therapeutischen Allianz
- Förderung der Selbstwirksamkeitserwartung

Parallel zu den Weiterentwicklungen innerhalb der Verhaltenstherapie sollten neben kognitiven auch emotionale und körperbezogene Elemente Eingang in die Selbsterfahrung finden. Viele Selbsterfahrungsansätze basieren heute auf den Methoden der dritten Welle der Verhaltenstherapie und arbeiten z.B. mit dem Circumplexmodell oder verschiedenen Selbstanteilen wie in der Schematherapie.

Auch vor diesem Hintergrund kann die AI eine erfahrungsbasierte Ergänzung zu den bislang eingesetzten Methoden bieten.

Angewandte Improvisation zur Stärkung der adaptiven Modi in der Schematherapie

Im Konzept der Schematherapie gibt es zwei adaptive Anteile einer Person: den gesunden Erwachsenenmodus und den glücklichen Kindmodus. Der gesunde Erwachsenenmodus ist der »Dirigent« aller anderen Modi, insbesondere der maladaptiven und dysfunktionalen Modi. Er reguliert deren Einfluss und ist für die Erfüllung der Grundbedürfnisse verantwortlich. Der Modus des glücklichen Kindes hingegen ist geprägt von Spontaneität und Leichtigkeit sowie von positiven Emotionen wie Spaß und Freude, die im Hier und Jetzt erlebt werden. Dieser Modus wird in den aktuellen Selbsterfahrungskonzepten über Erinnerungen und Imaginationen aktiviert. So wird beispielsweise ein Schatzkästchen für Ideen zum Wachrufen des Modus angelegt (z.B. Brüderl et al., 2021). Die AI kann hier in doppelter Weise eine wertvolle Ergänzung für die Selbsterfahrung sein. Zum einen ermöglicht die AI durch ihre spielerischen Elemente wie automatisch die Aktivierung des glücklichen Kindmodus: Dieser wird in der konkreten Situation der Selbsterfahrung mit Freude, Lachen, Leichtigkeit erlebbar. Zum anderen passiert gleichzeitig noch etwas anderes: Dadurch, dass die Ressourcen des glücklichen Kindmodus wie Spontaneität, Kreativität und Spielfreude im Hier und Jetzt aktiviert sind, werden sie direkt für den gesunden Erwachsenenmodus als Problemlöseressource nutzbar und in ihrer zuträglichen Wirkung auf Selbstsicherheit und Gelassenheit erfahrbar. In den vorangegangenen Kapiteln haben wir die Bedeutung dieser im Spiel aktivierten Ressourcen (für erwachsene Personen) anhand des SPACE-Modells bereits dargestellt. Hier kann AI über ihre erfahrungs- und körperorientierten Übungen gänzlich neue Möglichkeiten eröffnen, wie sich die beiden adaptiven Modi stärken lassen: Das Spiel selbst stärkt den Homo Ludens in uns.

5 Spezielle klinische Anwendungen

Innere Anteile im Spiel erleben

Darüber hinaus bietet AI verschiedene Möglichkeiten, innere Anteile – wie die beiden adaptiven Modi der Schematherapie oder auch Anteile in Anlehnung an andere Konzepte (z. B. den wohlwollenden Begleiter, den inneren Kritiker bzw. Antreiber und den inneren Faulpelz, Brüderl et al., 2021) – im Spiel körperlich erfahrbar zu machen. Besonders geeignet sind Spiele, in denen ein Impuls im Kreis weitergegeben wird: Beispielsweise bei dem Spiel »Wusch« können Teilnehmer*innen die Rollen dieser Anteile einnehmen und etwa erleben, wie schwer sich der Faulpelz alias innerer Schweinehund anfühlen kann, wie hektisch innere Antreiber*innen die Impulse weitergeben und wie leicht sich das Spiel in der Rolle wohlwollender Begleiter*innen anfühlt. Ebenso ist es möglich, in den Rollen einzelner Anteile im Raum herumzulaufen: Wie begegnen sich zwei wohlwollende Begleiter*innen und wie zwei innere Kritiker*innen?

Noch ein Hinweis zur Durchführung: Wenn wir in der Arbeit mit (angehenden) Kolleg*innen Übungen der Angewandten Improvisation nutzen, betonen wir immer die Freiwilligkeit bzw. gestalten die Übungen so, dass es auch möglich ist, sich nicht zu beteiligen, ohne dadurch in eine unangenehme Situation in der Gruppe zu kommen. In aller Regel sind jedoch alle Teilnehmer*innen schnell davon überzeugt, dass nichts Unangenehmes oder gar Bloßstellendes passiert, und beteiligen sich aktiv und mit Freude.

5.3.3 AI für Teams

Organisationen im Gesundheitswesen sind heute in ständigem Wandel begriffen. Von Einzelpersonen wie auch von Teams wird erwartet, dass sie agil sind, d. h. flexibel auf Veränderungen reagieren sowie neuen Herausforderungen proaktiv – also im Annäherungsmodus – begegnen. Klassische Lerntheorien berücksichtigen jedoch nicht, dass in solchen (Lern-)Situationen oftmals negative Emotionen wie Angst, Scham, Verletzbarkeit und mangelnde Verbundenheit auftreten (Wetzel & Tint, 2019). Die AI hingegen bezieht diese Emotionen explizit mit ein, indem sie einerseits bewusst den Zustand von Vulnerabilität in der unwägbaren Improvisationssituation auslöst und andererseits dabei unterstützt, dass die genannten negativen Gefühle nicht auftreten.

AI wird bereits in vielen Kontexten als Training für Teams eingesetzt. Wir nutzen AI auch in Teamtrainings für einzelne Stationen, um die im SPACE-Modell dargestellten Kompetenzen zu fördern. Die zentralen Ziele sind, den Zusammenhalt im Team über das gemeinsame Spielen zu stärken, den Annäherungsmodus der Teammitglieder zu fördern (Umgang mit Veränderungen, Etablierung einer konstruktiven Fehlerkultur), die interaktionelle Flexibilität zu erhöhen sowie die Empathie zu verbessern (zur interprofessionellen Empathie im klinischen Kontext siehe Zelenski et al., 2020). Aus diesen Faktoren erwachsen die Zuversicht und das Vertrauen, mit unbekannten Situationen umgehen zu können, also letztlich die Selbstwirksamkeitserwartung.

Die Übungen der AI können auf verschiedenen Wegen in die Teams getragen werden. Neben Trainings für ganze Teams kann auch die Einführung von Patient*innengruppen, die von wechselnden Tandems aus dem Team (ähnlich einer Stafette) geleitet werden, gewissermaßen rückwirkend aus der regelmäßigen Anwendung von AI mit Patient*innen eine niederschwellige Verbreitung der Prinzipien der AI in einem Team unterstützen.

Anwendung in der Akutbehandlung

Nicht selten merken Patient*innen zum Abschluss einer Behandlung spontan an, wie sehr sie es geschätzt haben, dass ihnen das Team auf Augenhöhe begegnet ist. Dieser Aspekt der Aushandlung und Gestaltung sozialer Verbundenheit lässt sich im Übrigen auch als Teamkompetenz für die Gestaltung des therapeutischen Milieus im Akutbereich der Psychiatrie nutzen. Die Kraft der Improvisation liegt hier darin, in jedem Impuls des Gegenübers ein Angebot zu sehen, das erst exploriert und verstanden werden sollte, bevor die Entscheidung fällt, ob es angenommen oder abgelehnt wird. Zudem ist es gerade im Akutbereich wichtig zu verstehen, dass im sozialen Raum die interaktionelle Verbundenheit und die räumliche Nähe oft getrennte Dimensionen darstellen. So lässt sich im Idealfall das Motto leben: (Spiel-)Raum geben und Verbundenheit bieten.

5.4 Hinweise für die Durchführung

5.4.1 Wie lege ich los? Voraussetzungen für Therapeut*innen

Viele Übungen aus der AI sind prinzipiell leicht durchführbar. Insbesondere eine Integration einzelner Übungen wie des Klatschkreises oder des Whisky-Mixers in bestehende Gruppen- oder Trainingskonzepte (z. B. zur Auflockerung) kann leicht gelingen. Wir empfehlen jedoch dringend, zunächst die Übungen selbst als Teilnehmer*in erlebt und die Anleitung ausprobiert zu haben. Die Anleitung der Übungen sollte in für die jeweilige Gruppe passenden Schritten erfolgen, niemand sollte sich überfordert fühlen. So wird gewährleistet, dass alle die bei der Übung intendierten Erfahrungen machen können, sodass bei der Reflexion das Lernziel leichter erreicht werden kann. Um aus dem Impro-Game dann eine Übung der AI zu generieren, bedarf es der Bezugnahme auf den Kontext der Gruppe und das Gruppenziel.

Für die Durchführung eines komplett auf AI basierenden Gruppenkonzepts raten wir, zunächst eine Schulung zu machen – entweder einen Improtheater-Workshop oder eine Schulung in Angewandter Improvisation (oder am besten: beides). Insbesondere für Übungen, in denen erste Szenen gespielt werden, ist ein gewisses Maß an eigener Spielerfahrung hilfreich und wichtig. Das Prinzip des »Ja, und« nicht nur als Technik zu beherrschen, sondern bereits als Haltung verinnerlicht zu haben, erweist sich bei der Durchführung

5.4 Hinweise für die Durchführung

von Gruppen als extrem hilfreich. Darüber hinaus ist die Erfahrung, im Rahmen der Angewandten Improvisation in einen ko-kreativen Prozess einzutauchen und die eigene Spontaneität als Ressource zu erleben, eine wichtige Grundlage, um auch Patient*innen bei dieser Reise zu begleiten. Zudem kann vor dem Hintergrund eigener Erfahrung, wie in der AI Szenen entstehen, das Geschehen genauer beobachtet, besser verstanden und geleitet sowie im Anschluss mit der Gruppe besprochen werden.

Aus unserer Erfahrung kann zudem die Zusammenarbeit im Tandem mit Improspieler*innen gegenseitig bereichernd sein. Zum einen ist die erfahrene und klare Anleitung der einzelnen Übungen zentral für deren Gelingen, da bereits bei kleinen Unschärfen in der Anleitung Verwirrung auftreten kann und die Übung anders als geplant durchgeführt wird. Des Weiteren ist der erfahrene Blick bei der Auswertung der Übung und Reflexion anhand der Impro-Prinzipien hilfreich, insbesondere wenn die Gruppe länger zusammenarbeitet und Übungen auf einem höheren Niveau angeboten werden: Wo war das Angebot, wurde es angenommen – oder wo wurde blockiert? Und zuletzt soll noch erwähnt werden, dass es einen aktivierenden Effekt auf die Teilnehmer*innen haben kann, wenn Übungen mit viel Energie und Begeisterung angeleitet werden; hier können wir Psychotherapeut*innen ganz wesentlich von Improspieler*innen als Modell lernen.

Zusammenfassend empfehlen wir folgende Schritte:

1. Ausprobieren bzw. Erleben der Übungen als Teilnehmer*in in einem Workshop
2. Integration einzelner Übungen in bereits bestehende Gruppenkonzepte
3. Planung einer eigenen Gruppe, dazu entweder Besuch weiterer Workshops oder Kooperation mit einem*einer Schauspieler*in
4. Ggf. Anpassung des Konzepts an die jeweilige Zielgruppe oder Entwicklung eines eigenen Gruppenkonzepts

5.4.2 Flow versus Reflexion

Bei der Planung all unserer Workshops, Gruppen und Weiterbildungen stellt sich immer wieder die Frage: Wann, wie oft und wie lange unterbrechen wir den Flow des Spielens, um zu reflektieren, die Erfahrungen mit psychoedukativen Elementen zu verknüpfen und zu diskutieren? Unserer Erfahrung nach gibt es hier nicht das eine Vorgehen, das für alle Gruppen passt.

In psychotherapeutischen Gruppen bietet es sich an, Tische und Stühle beiseitezuräumen und zu stehen. Dies führt direkt zu einer stärkeren Aktivierung und Präsenz. Die Reflexionen sollten explizit auf das Hier und Jetzt bzw. die konkreten Erfahrungen in der aktuellen Übung begrenzt werden. Wir verbinden die Übungen mit kurzen psychoedukativen Einheiten zu den jeweiligen Domänen des SPACE-Modells, z. B. mithilfe eines Flipcharts. Dieses Vorgehen ermöglicht es, die Reflexionen thematisch zu fokussieren und zügig zur nächsten Übung überzuleiten. In manchen Gruppen sinkt das Energieniveau nämlich bereits nach wenigen Minuten Diskussion; die Teilnehmer*innen beginnen, sich hinzusetzen. Daher versuchen wir, lange Wortbeiträge von Patient*innen vorsichtig zu begrenzen, und bitten darum, dieses Thema in der Einzeltherapie anzusprechen. Für das Aufgreifen der Erfahrungen aus der Gruppe in der Einzeltherapie kann der Einsatz eines Protokollbogens hilfreich sein, den die Teilnehmer*innen während der Gruppensitzung ausfüllen. Dieser Protokollbogen kann beispielsweise folgende Fragen umfassen: »Was war Ihre wichtigste Lernerfahrung? Wie haben Sie sich in der Übung erlebt? Was möchten Sie auf Ihren Alltag übertragen? Wie könnte das konkret aussehen? Gibt es eine Erfahrung oder Erkenntnis in der Gruppe, die Sie im nächsten Einzelgespräch aufgreifen möchten?« Sinnvoll ist natürlich auch eine Rückmeldung der Gruppenleiter*innen an die jeweiligen Einzeltherapeut*innen. Um weitere Reflexion anzuregen, können therapeutische Hausaufgaben für die Zeit zwischen den Sitzungen gegeben werden.

In Trainings, Weiterbildungen oder auch Selbsterfahrungsgruppen mit Psychotherapeut*innen kann unserer Erfahrung nach deutlich mehr Raum für die Reflexion eingeräumt werden. Die Rückmeldung von Kolleg*innen ist, dass die Übertragung der Erfahrungen im Spiel auf die eigene therapeutische Arbeit bereits während des Workshops erfolgen sollte, auch da im Nachhinein, im Alltag, wenig Zeit und Raum für die Verarbeitung und Integration ist. Auch in Workshops mit Kolleg*innen müssen wir als Leiter*innen punktuell aktivierend wirken, um von der Reflexion und theoretischen Einordnung wieder zurück ins Spielen zu kommen. Hilfreich sind der Wechsel von Sitzen und Stehen sowie der Einsatz von strukturierten Erfahrungsbögen, in die die Teilnehmer*innen ihre wichtigsten Lernerfahrungen, Reflexionen zum Transfer in den Alltag und beispielsweise eine die Erfahrung zusammenfassende Metapher oder einen persönlichen Ermutigungs- bzw. Erinnerungssatz eintragen können.

5.4.3 Mitmachen versus zuschauen

Es kommt manchmal vor, dass Patient*innen lieber am Rand stehen und erstmal zuschauen möchten – oder auch im Verlauf der Sitzung das Bedürfnis haben, sich aus einer Übung herauszuziehen. Prinzipiell darf das sein und ist – ggf. auch im Sinne einer Problemaktualisierung – nicht immer zu vermeiden. Es gibt verschiedene Gründe, weshalb Patient*innen nicht mitmachen möchten: Manchen Patient*innen fällt es zunächst schwer, sich zu zeigen; manche haben Angst, Fehler zu machen oder dass ihnen nichts einfallen könnte. Möglich ist auch, dass die Konzentration (insbesondere zu Beginn der Behandlung) nicht ausreicht, um den Übungen folgen zu können, oder dass es Patient*innen unangenehm ist, ihren Körper einzusetzen. Kann der Grund in dieser Situation nicht geklärt werden, kann im Anschluss an die Gruppe das Thema erneut aufgegriffen werden – oder ggf. auch an die Einzeltherapeut*innen übergeben werden.

In der Situation selbst können folgende Optionen hilfreich für betroffene Patient*innen und den Fortgang der Gruppe sein:

- Außenperspektive wertschätzen: Jede*r darf mal zuschauen und Rückmeldung geben
- Das Tempo drosseln
- Jede*r hat einen Joker, einmal nicht mitzumachen
- Komplexität reduzieren, z. b. bei der Übung »Ich bin ein Baum« der Person anbieten, dass sie nur sagt, was sie ist, ohne dies zu spielen
- Unterstützung durch die Gruppe: die anderen machen der Person Vorschläge
- Die Person ins Spiel integrieren, ganz ohne dass sie etwas tun muss, z. b. indem die Gruppenleitung gemeinsam mit der Person eine Rolle einnimmt (»wir beide sind die Fotograf*innen, die das Ganze fotografieren«, wahlweise auch »Passant*innen, die neugierig beobachten« o. ä.)
- Für das Gruppengefühl ist es förderlich, wenn der Abschluss der gemeinsamen Stunde aus einer Übung besteht, bei der alle dabei sind und mitmachen

Prinzipiell ist es sinnvoll, die Gruppe zu zweit durchzuführen. Wir möchten hierfür drei Gründe anführen: Zum einen können somit Übungen gut vorgeführt werden, so können Missverständnisse leichter vermieden werden. Des Weiteren kann in schwierigen Situationen, etwa wenn ein*e Patient*in sich überfordert fühlt oder auch wenn Fragen auftreten, eine Gruppenleitung die Gruppe weiterführen, während die andere sich um die betroffene Person kümmert. Der dritte Grund ist der, dass dieses Vorgehen sicherstellt, dass Kenntnisse über und Erfahrungen mit dem Gruppenangebot kontinuierlich weitergegeben werden können. Je mehr Kolleg*innen in einer Klinik das Konzept kennen, desto stabiler kann die Gruppe angeboten werden.

5.4.4 AI versus »reale« Welt

Die Welt des Improvisationstheaters ist eine, in der die Teilnehmer*innen gegenseitig auf sich achten, die Impulse der anderen wahr- und aufnehmen, in der Fehler erlaubt sind und in der im Spiel Neues ausprobiert werden kann – was kann da die Gefahr sein? Sie liegt genau in dieser besonderen Art des Umgangs mit sich und mit den anderen, die »draußen« in der Welt nicht unbedingt so zu finden ist.

Reid-Wisdom und Perera-Delcourt fassen den potentiell negativen Effekt so zusammen: »the highly positive, rewarding, accepting personal relationships that can be developed within the safe, joyful framework of improv, can contrast unfavorably with participants' relationships ›in the real world‹, highlighting missing needs for connection, collaboration and creativity« (Reid-Wisdom & Perera-Delcourt, 2022, S. 13).

Diese womöglich erlebte Diskrepanz und auch die potentiell daraus erwachsende Frustration sehen wir ebenfalls, bewerten sie jedoch nicht ausschließlich negativ.

Zum einen verstehen wir diesen Effekt als Problemaktualisierung, die einen notwendigen Aspekt von Therapie und Veränderung darstellt. Die AI ermöglicht es – manchen Patient*innen zum ersten Mal in ihrem Leben – zu erleben, wie Beziehung und Interaktion im positiven Sinne auch sein können. Erst dadurch wird es möglich, im Alltag nicht erfüllte Bedürfnisse und damit verbundene Emotionen überhaupt wahrzunehmen und (in der Einzeltherapie) zu besprechen.

Zum anderen unterstützen wir in der Art, wie wir die Übungen des Improvisationstheaters anwenden und in psychologische Modelle übersetzen, eine direkte Übertragung von Gelerntem auf den Alltag. Es entsteht somit gar nicht erst der unvereinbar scheinende Kontrast zwischen »Improv-Welt« und »realer Welt«. Durch die konkrete Übersetzung können die neuen Erfahrungen direkt genutzt werden.

6 Anwendungsmatrix

In ▶ Tab. 8 sind alle Übungen, auf die wir im Buch Bezug nehmen, und weitere Übungen in alphabetischer Reihenfolge aufgelistet. Für jede Übung finden sich zum einen Hinweise zu der Domäne bzw. den Domänen, die sie adressiert (S = Status; P = Präsenz; A = Annäherung; C = Creativität; E = Empathie). Zum anderen umfasst die Tabelle Empfehlungen, ob die Übungen neben dem Gruppensetting auch für das Einzel- und das Onlinesetting geeignet erscheinen.

> Ein Großteil der in der Tabelle aufgelisteten Übungen, Hinweise zur Durchführung sowie Fragen zur Reflexion sind ausschließlich in den Online-Materialien zu finden. Den Weblink zum Download finden Sie am Ende dieses Buchs im ▶ Kap. Zusatzmaterial zum Download.

Tab. 8: Anwendungsmatrix für die Übungen

Übung (in alphabetischer Reihenfolge)	Einzelsetting	Online	Hinweise	SPACE
1–2–3	ja	ja		P, A
54321 Ausschütteln von Armen und Beinen	ja	ja		P
Angebote wahrnehmen: Posen	ja	bedingt	Bildausschnitt kann beeinträchtigen	P, A, C, E
Auf dem Markt	nein	nein		S, P, C
Auftritt mit Stichwort	nein	bedingt		S, P, A, C, E
Assoziationskreis	ja	ja		P, A, C

Tab. 8: Anwendungsmatrix für die Übungen – Fortsetzung

Übung (in alphabetischer Reihenfolge)	Einzel-setting	Online	Hinweise	SPACE
Assoziationskreis pantomimisch	ja	ja		P, A, C, E
Bälle werfen	nein	nein		P
Das ist gut, weil ...	ja	ja		P, A, C
Diaabend	bedingt	bedingt	Bildausschnitt kann beeinträchtigen	P, A, C, E
Dia stellen oder: Ich bin ein Baum	nein	bedingt	Bildausschnitt kann beeinträchtigen	P, A, C
Durch den Raum gehen	nein	nein	Gruppenübung	P, E
Einen Gegenstand begeistert beschreiben	ja	ja		P, A, C
Eine*r zu viel	nein	ja	Mind. drei Personen	S, P, A, C, E
Ein-Wort-Geschichten	ja	ja		P, A, C, E
Fangen spielen	bedingt	nein	Gruppenübung	P, E
Flüsterpost mit Körper	nein	bedingt	Bildausschnitt kann beeinträchtigen	P, E
Freeze Tag	nein	nein	Mind. drei Personen	S, P, A, C, E
»Ja, aber ...« und »Ja genau, und dann ...«	ja	ja		P, A, C
Ja und nein	ja	ja		S, P, A
Klatschkreis	nein	nein	Gruppenübung	P, A, F
Loserball	nein	nein	Gruppenübung	P, A
Mein Radiergummi und ich	ja	ja		P; A, C
Messe der Erfindungen	ja	ja		P, A, C

Tab. 8: Anwendungsmatrix für die Übungen – Fortsetzung

Übung (in alphabetischer Reihenfolge)	Einzel-setting	Online	Hinweise	SPACE
Naive Expert*innen	ja	ja	Patient*in sollte zuerst die wissende Rolle einnehmen	P, A, C, E
Neue Wahl	ja	ja		P, A, C
Platz tauschen oder: Stiller Kreis	nein	nein	Gruppenübung	P, A
Rollentausch	ja	bedingt	Bildausschnitt kann beeinträchtigen	S, P, A, C, E
Schau mich an: Blickkontaktspiel	nein	nein	Höherer Schwierigkeitsgrad	S, P, A, C, E
Schubsen	bedingt	nein	Übung mit Körperkontakt	P, E
Sieben	nein	nein	Gruppenübung	P, A, E
Spiegeln	bedingt	bedingt	Viel Einsatz von Einzeltherapeut*in erforderlich	P, A, C, E
Status-Kampf: nach oben oder unten konkurrieren	bedingt	ja	Einsatz mit Patient*innen abwägen	S, P, A, C, E
Status-Kette	nein	bedingt	Mind. drei Personen, Bildausschnitt kann beeinträchtigen	S, P, A, C
Status körperlich erleben	ja	ja		S, P
Status-Raten	nein	bedingt	Bildausschnitt kann beeinträchtigen	S, P
Status-Reihe	nein	nein	Gruppenübung	S, P
Status-Vorstellungsrunde	ja	ja		S, P, A, C

Tab. 8: Anwendungsmatrix für die Übungen – Fortsetzung

Übung (in alphabetischer Reihenfolge)	Einzel-setting	Online	Hinweise	SPACE
Status-Wechsel	ja	ja		S, P, A, C, E
Status-WG	nein	ja	Mind. drei Personen	S, P, A, C, E
Szene mit Input	ja	ja	Höherer Schwierigkeitsgrad	P, A, C
Szene ohne A	bedingt	ja	Mind. drei Personen	P, A, C
Treffen nach langer Zeit	ja	ja		P, A, C
Urlaub aus zwei Perspektiven (oder: Neubewerten mal anders)	ja	ja		P, A, C, E
Verbindungen finden	ja	ja		P, A, C
Vortrag mit Störungen	ja	ja	Höherer Schwierigkeitsgrad	P, A, C
Was jetzt?	ja	ja		P, A, C
Was machst du da?	ja	bedingt	Bildausschnitt kann beeinträchtigen	P, A, C
Whisky-Mixer 1: Fehlerfreude	nein	nein	Gruppenübung	P, A
Whisky-Mixer 2: Bloß nicht lachen	nein	nein	Gruppenübung	P, A
Wo bist du?	ja	ja		P, A, C
Wort für Wort oder: Zwei als eine	nein		Höherer Schwierigkeitsgrad	P, A, C, E

Tab. 8: Anwendungsmatrix für die Übungen – Fortsetzung

Übung (in alphabetischer Reihenfolge)	Einzel-setting	Online	Hinweise	SPACE
Wusch (mit Varianten zu inneren Anteilen oder Grundbedürfnissen)	nein		Gruppenübung	P, A, C

Danksagung

Dieses Buch konnte nur entstehen, weil eine Reihe von Personen uns inspiriert und ermutigt, mit uns Übungen ausprobiert und diskutiert haben: Ihnen allen möchten wir an dieser Stelle herzlich danken!

Zunächst sind da unsere Improlehrer*innen, die ihre Übungen und Erfahrungen mit uns geteilt haben: Alexis Kara, Stefan Hillebrand und Isolde Fischer, Barbara Klehr und Regina Fabian, Ella Ammann, Roland Trescher, Assael Romanelli, Nicole Erichson.

Für die spannenden Diskussionen zur Schnittstelle zwischen Improvisationstheater und Psychotherapie danken wir Frauke Nees, Stefan Scherbaum, Maja Dshemuchadse, Tabea Herion und allen Kolleg*innen aus unserem Netzwerk »Angewandte Improvisation in der Psychotherapie« (www.improvintherapy.org). Tabea Herion hat bereits vor vielen Jahren gemeinsam mit uns die erste Gruppe für Patient*innen ins Leben gerufen.

Wir danken allen Kolleg*innen, die mit uns Übungen ausprobiert und ihre Erfahrungen geteilt und diskutiert haben: den Kolleg*innen aus dem Asklepios Fachklinikum in Göttingen, den Kolleg*innen der Psychotherapeutischen Hochschulambulanz der Universität Heidelberg und den Kolleg*innen, die an unseren Workshops und Seminaren teilgenommen und uns Rückmeldung gegeben haben.

Jim McCullough und Jochen Schweizer danken wir für die Diskussion und Ermutigung.

Auch unseren Patient*innen möchten wir danken, die so vertrauensvoll und mutig waren, sich mit uns auf dieses Abenteuer einzulassen.

Hannah Blaim und Johanna Halbach danken wir für das kritische und konstruktive Korrekturlesen und Julius Jansen für das sehr hilfreiche Lektorat.

Danksagung

Und wir danken unserer Tochter Ava für das gemeinsame Spiel und ihre Geduld mit uns, als wir in die Erstellung dieses Manuskript abgetaucht sind.

Literatur

Abraham, A. (2014). Is there an inverted-U relationship between creativity and psychopathology? *Frontiers in Psychology, 5*, 750.

Albert, M. (2019). Karl Popper und die Verfassung der Wissenschaft. In G. Franco (Hrsg.), *Handbuch Karl Popper*, (S. 321-337). Springer VS.

American Psychiatric Association. (2013). *Diagnostic and Statistical Manual of Mental Disorders 5* (5th ed.). American Psychiatric Association.

Anderson, T., Ogles, B. M., Patterson, C. L., Lambert, M. J., & Vermeersch, D. A. (2009). Therapist effects: Facilitative interpersonal skills as a predictor of therapist success. *Journal of Clinical Psychology, 65*(7), 755-768.

Andrášik, T., & Krčmářová, B. (2022). *Applied improvisation, mental health and psychotherapy: Research review.*

Anguera, J. A., Boccanfuso, J., Rintoul, J. L., Al-Hashimi, O., Faraji, F., Janowich, J., Kong, E., Larraburo, Y., Rolle, C., & Johnston, E. (2013). Video game training enhances cognitive control in older adults. *Nature, 501*(7465), 97-101.

Arden, R., Chavez, R. S., Grazioplene, R., & Jung, R. E. (2010). Neuroimaging creativity: a psychometric view. *Behavioural Brain Research, 214*(2), 143-156.

Aron, A. R., Robbins, T. W., & Poldrack, R. A. (2014). Inhibition and the right inferior frontal cortex: one decade on. *Trends in Cognitive Sciences, 18*(4), 177-185.

Baldwin, M. (2000). Interview with Carl Rogers on the use of the self in therapy. *The Use of Self in Therapy, 2*, 29-38.

Barford, K. A., Zhao, K., & Smillie, L. D. (2015). Mapping the interpersonal domain: Translating between the Big Five, HEXACO, and Interpersonal Circumplex. *Personality and Individual Differences, 86*, 232-237.

Baron-Cohen, S., Leslie, A. M., & Frith, U. (1985). Does the autistic child have a »theory of mind«? *Cognition, 21*(1), 37-46.

Bateman, A., & Fonagy, P. (2016). *Mentalization based treatment for personality disorders: A practical guide.* Oxford University Press.

Baving, L., Maurischat, C., Molzow, I., & Prehn-Kristensen, A. (2013). Das Improvisationstheater in der kinder- und jugendpsychiatrischen stationären Regelversorgung – eine explorative Vergleichsstudie. *Gruppenpsychotherapie Und Gruppendynamik, 49*(3), 221-237.

Bega, D., Palmentera, P., Wagner, A., Hovde, M., Barish, B., Kwasny, M. J., & Simuni, T. (2017). Laughter is the best medicine: The Second City® improvisation as an intervention for Parkinson's disease. *Parkinsonism & Related Disorders, 34*, 62–65.

Benjamin, L. S. (1974). Structural analysis of social behavior. *Psychological Review, 81*(5), 392.

Blakemore, S.-J., Wolpert, D. M., & Frith, C. D. (1998). Central cancellation of self-produced tickle sensation. *Nature Neuroscience, 1*(7), 635–640.

Bordin, E. S. (1994). Theory and research on the therapeutic working alliance: New directions. In A. O. Horvath & L. S. Greenberg (Eds.), *The working alliance: Theory, research, and practice* (pp. 13–37). John Wiley & Sons.

Brezis, R. S., Noy, L., Alony, T., Gotlieb, R., Cohen, R., Golland, Y., & Levit-Binnun, N. (2017). Patterns of joint improvisation in adults with autism spectrum disorder. *Frontiers in Psychology*. https://doi.org/10.3389/fpsyg.2017.01790

Broom, M., Koenig, A., & Borries, C. (2009). Variation in dominance hierarchies among group-living animals: Modeling stability and the likelihood of coalitions. *Behavioral Ecology, 20*(4), 844–855. https://doi.org/10.1093/beheco/arp069

Brüderl, L., Riessen, I., & Zens, C. (2021). *Therapie-Tools Selbsterfahrung*. Beltz.

Bufacchi, R. J., & Iannetti, G. D. (2018). An action field theory of peripersonal space. *Trends in Cognitive Sciences, 22*(12), 1076–1090.

Bundespsychotherapeutenkammer. (2008). *Kernkompetenzen von Psychotherapeutinnen und Psychotherapeuten Positionspapier. (Entwurf)*.

Cai, F., Ruhotina, M., Bowler, M., Howard, E., Has, P., Frishman, G. N., & Wohlrab, K. (2019). Can I get a suggestion? Medical Improv as a tool for empathy training in obstetrics and gynecology residents. *Journal of Graduate Medical Education, 11*(5), 597–600. https://doi.org/10.4300/JGME-D-19-00185.1

Campbell, J. (2008). *The hero with a thousand faces* (2nd ed.). New World Library.

Carli, L. L. (2001). Gender and social influence. *Journal of Social Issues, 57*(4), 725–741.

Carson, D. K., & Becker, K. W. (2004). When lightning strikes: Reexamining creativity in psychotherapy. *Journal of Counseling & Development, 82*(1), 111–115.

Carver, C. S., Sutton, S. K., & Scheier, M. F. (2000). Action, emotion, and personality: Emerging conceptual integration. *Personality and Social Psychology Bulletin, 26*(6), 741–751.

Caspar, F., Berger, T., Fingerle, H., & Werner, M. (2016). Das deutsche IMI. *PiD-Psychotherapie Im Dialog, 17*(04), e1–e10.

Caspar, F., Grossmann, C., Unmüssig, C., & Schramm, E. (2005). Complementary therapeutic relationship: Therapist behavior, interpersonal patterns, and therapeutic effects. *Psychotherapy Research, 15*(1-2), 91–102.

Cheek, J. M., & Stahl, S. S. (1986). Shyness and verbal creativity. *Journal of Research in Personality*, *20*(1), 51–61.

Cherry, C. (1953). The cocktail party effect. *The Journal of the Acoustical Society of America*, *25*(5), 975–979.

Clark, A. (2013). Whatever next? Predictive brains, situated agents, and the future of cognitive science. *Behavioral and Brain Sciences*, *36*(3), 181–204.

Coles, N. A., Larsen, J. T., & Lench, H. C. (2019). A meta-analysis of the facial feedback literature: Effects of facial feedback on emotional experience are small and variable. *Psychological Bulletin*, *145*(6), 610.

Constantino, M. J., Boswell, J. F., Bernecker, S. L., & Castonguay, L. G. (2013). Context-responsive psychotherapy integration as a framework for a unified clinical science: Conceptual and empirical considerations. *Journal of Unified Psychotherapy and Clinical Science Volume*, *2*(1), 1–20.

Corbett, B. A., Ioannou, S., Key, A. P., Coke, C., Muscatello, R., Vandekar, S., & Muse, I. (2019). Treatment effects in social cognition and behavior following a theater-based intervention for youth with autism. *Developmental Neuropsychology*, *44*(7), 481–494.

Cortes, R. A., Weinberger, A. B., Daker, R. J., & Green, A. E. (2019). Re-examining prominent measures of divergent and convergent creativity. *Current Opinion in Behavioral Sciences*, *27*, 90–93.

Cruz, T. N. da, Camelo, E. V, Nardi, A. E., & Cheniaux, E. (2022). Creativity in bipolar disorder: A systematic review. *Trends in Psychiatry and Psychotherapy*, *44*.

Csikszentmihalyi, M., & Massimini, F. (1985). On the psychological selection of bio-cultural information. *New Ideas in Psychology*, *3*(2), 115–138.

Da Cruz, J., Rodrigues, J., Thoresen, J. C., Chicherov, V., Figueiredo, P., Herzog, M. H., & Sandi, C. (2018). Dominant men are faster in decision-making situations and exhibit a distinct neural signal for promptness. *Cerebral Cortex*, *28*(10), 3740–3751. https://doi.org/10.1093/cercor/bhy195

Damasio, A. (1994). Descartes' error: Emotion, rationality and the human brain. *New York: Putnam*, *352*.

Decety, J., & Jackson, P. L. (2004). The functional architecture of human empathy. *Behavioral and Cognitive Neuroscience Reviews*, *3*(2), 71–100.

DeMichele, M., & Kuenneke, S. (2021). Short-form comedy improv affects the functional connectivity in the brain of adolescents with complex developmental trauma as measured by qEEG: A single group pilot study. *NeuroRegulation*, *8*(1), 2.

Disner, S. G., Beevers, C. G., Haigh, E. A. P., & Beck, A. T. (2011). Neural mechanisms of the cognitive model of depression. *Nature Reviews Neuroscience, 12*(8), 467–477.

Drevets, W. C. (1999). Prefrontal cortical-amygdalar metabolism in major depression. *Annals of the New York Academy of Sciences, 877*(1), 614–637.

Dunbar, R. I. M. (1998). The social brain hypothesis. *Evolutionary Anthropology: Issues, News, and Reviews, 6*(5), 178–190.

Dwortz, M. F., Curley, J. P., Tye, K. M., & Padilla-Coreano, N. (2022). Neural systems that facilitate the representation of social rank. *Philosophical Transactions of the Royal Society B: Biological Sciences, 377*(1845). https://doi.org/10.1098/rstb.2020.0444

Elkonin, D. B. (1980). *Die Psychologie des Spiels.* Köln: Pahl-Rugenstein Verlag.

Feinstein, R., Heiman, N., & Yager, J. (2015). Common factors affecting psychotherapy outcomes: Some implications for teaching psychotherapy. *Journal of Psychiatric Practice®, 21*(3), 180–189.

Felsman, P., Seifert, C. M., & Himle, J. A. (2019). The use of improvisational theater training to reduce social anxiety in adolescents. *The Arts in Psychotherapy, 63,* 111–117.

Felsman, P., Seifert, C. M., Sinco, B., & Himle, J. A. (2023). Reducing social anxiety and intolerance of uncertainty in adolescents with improvisational theater. *The Arts in Psychotherapy, 82,* 101985.

Fiedler, K., McCaughey, L., Prager, J., Eichberger, J., & Schnell, K. (2021). Speed-accuracy trade-offs in sample-based decisions. *Journal of Experimental Psychology: General, 150*(6), 1203.

Fink, A., Weiss, E. M., Schwarzl, U., Weber, H., de Assunção, V. L., Rominger, C., Schulter, G., Lackner, H. K., & Papousek, I. (2017). Creative ways to well-being: Reappraisal inventiveness in the context of anger-evoking situations. *Cognitive, Affective, & Behavioral Neuroscience, 17,* 94–105.

Fonagy, P., & Target, M. (1997). Attachment and reflective function: Their role in self-organization. *Development and Psychopathology, 9*(4), 679–700.

Franken, I. H. A., Muris, P., & Rassin, E. (2005). Psychometric properties of the Dutch BIS/BAS scales. *Journal of Psychopathology and Behavioral Assessment, 27,* 25–30.

Freud, S. (1982). *Schriften zur Behandlungstechnik* (A. Mitscherlich, A. Richards, J. Strachey, & I. Grubrich-Simitis, Eds.). Fischer Taschenbuch Verlag.

Frith, C., & Frith, U. (2005). Theory of mind. *Current Biology: CB, 15*(17), R644–6. https://doi.org/10.1016/j.cub.2005.08.041

Fuchs, T. (2020). The circularity of the embodied mind. *Frontiers in Psychology, 11,* 1707.

Fuchs, T. (2021). *Das Gehirn – ein Beziehungsorgan: Eine phänomenologisch-ökologische Konzeption*. Kohlhammer Verlag.

Gallese, V., & Goldman, A. (1998). Mirror neurons and the simulation theory of mind-reading. *Trends in Cognitive Sciences*, *2*(12), 493–501.

Gallo, L. C., Smith, T. W., & Cox, C. M. (2006). Socioeconomic status, psychosocial processes, and perceived health: An interpersonal perspective. *Annals of Behavioral Medicine*, *31*(2), 109–119. https://doi.org/10.1207/s15324796abm3102_2

Gao, L., Peranson, J., Nyhof-Young, J., Kapoor, E., & Rezmovitz, J. (2019). The role of »improv« in health professional learning: A scoping review. *Medical Teacher*, *41*(5), 561–568.

Gazzaniga, M., Ivry, R. B., & Mangun, G. R. (2018). *Cognitive neuroscience: fifth international student edition*. WW Norton & Company.

Ghadirian, A. M., Gregoire, P., & Kosmidis, H. (2001). Creativity and the evolution of psychopathologies. *Creativity Research Journal*, *13*(2), 145–148.

Grawe, K. (2004). *Neuropsychotherapie*. Hogrefe Verlag.

Gray, J. A., & McNaughton, N. (2000). *The Neuropsychology of Anxiety: An enquiry into the functions of the septo-hippocampal system* (2nd ed.). Oxford University Press.

Grøtan, T. O., Størseth, F., Rø, M. H., & Skjerve, A. B. (2008). Resilience, Adaptation and Improvisation – increasing resilience by organising for successful improvisation. *3rd Symposium on Resilience Engineering*, 28–30.

Guilford, J. P. (1966). Measurement and creativity. *Theory into practice*, *5*(4), 185–189.

Gutterman, D., & Aafjes Van-Doorn, K. (2022). An Exploration of the Intersection Between Creativity and Psychotherapy. *Creativity Research Journal*, 1–12.

Hainselin, M., Aubry, A., & Bourdin, B. (2018). Improving teenagers' divergent thinking with improvisational theater. *Frontiers in Psychology*, *9*, 1759.

Hall, J. A., Coats, E. J., & LeBeau, L. S. (2005). Nonverbal behavior and the vertical dimension of social relations: A meta-analysis. *Psychological Bulletin*, *131*(6), 898.

Halpern, C., Close, D., & Johnson, K. (1994). *Truth in comedy: The manual of improvisation*. Meriwether Pub.

Hammack, S. E., Cooper, M. A., & Lezak, K. R. (2012). Overlapping neurobiology of learned helplessness and conditioned defeat: Implications for PTSD and mood disorders. *Neuropharmacology*, *62*(2), 565–575.

Hecker, L. L., & Kottler, J. A. (2002). Growing creative therapists: Introduction to the special issue. *Journal of Clinical Activities, Assignments & Handouts in Psychotherapy Practice*, *2*(2), 1–3.

Literatur

Heckl, R. W. (2020). *Das lachende Gehirn: Wie Lachen, Heiterkeit und Humor entstehen.* Klett-Cotta.

Hietanen, J. K. (2018). Affective eye contact: An integrative review. *Frontiers in Psychology, 9*, 1587.

Hinsch, R., & Pfingsten, U. (2007). *Gruppentraining sozialer Kompetenzen GSK* (5. Aufl.). Beltz.

Hofstee, W. K. B., de Raad, B., & Goldberg, L. R. (1992). Integration of the Big Five and circumplex approaches to trait structure. *Journal of Personality and Social Psychology, 63*(1), 146–163. https://doi.org/10.1037/0022-3514.63.1.146

Holm-Hadulla, R. M. (2020). Creativity and positive psychology in psychotherapy. *International Review of Psychiatry, 32*(7–8), 616–624.

Holm-Hadulla, R. M., & Hofmann, F. (2012). Counselling, psychotherapy and creativity. *Asia Pacific Journal of Counselling and Psychotherapy, 3*(2), 130–136.

Huhman, K. L., Solomon, M. B., Janicki, M., Harmon, A. C., Lin, S. M., Israel, J. E., & Jasnow, A. M. (2003). Conditioned defeat in male and female Syrian hamsters. *Hormones and Behavior, 44*(3), 293–299.

Huizinga, J. (1956). *Homo ludens: Vom Ursprung der Kultur im Spiel* (1938). Rowohlt.

Hüther, G., & Quarch, C. (2016). *Rettet das Spiel! Weil Leben mehr als Funktionieren ist.* Carl Hanser Verlag.

Inzlicht, M., Bartholow, B. D., & Hirsh, J. B. (2015). *Emotional foundations of cognitive control Does cognitive control depend on emotion? HHS Public Access.* Trends Cogn Sci. https://doi.org/10.1016/j.tics.2015.01.004.

Johnstone, K. (2010). *Improvisation und Theater* (10. Aufl.). Alexander Verlag.

Johnstone, K., Schreyer, C., & Schreyer, P. (1998). *Theaterspiele: Spontaneität, Improvisation und Theatersport.* Alexander Verlag.

Kanning, U. P. (2002). Soziale Kompetenz – Definition, Strukturen und Prozesse. *Zeitschrift für Psychologie, 210*(4), 154–163.

Katzman, J., Weiss, E., Ojeda, C. J., Katzman, W., & Felsman, P. (2023). A pilot experience with improvisational theater to reduce burnout in psychiatric residency. *Creative Education, 14*(5), 1094–1110.

Khalil, R., Godde, B., & Karim, A. A. (2019). The link between creativity, cognition, and creative drives and underlying neural mechanisms. *Frontiers in Neural Circuits, 13*, 18.

Khalil, R., Karim, A. A., Kondinska, A., & Godde, B. (2020). Effects of transcranial direct current stimulation of left and right inferior frontal gyrus on creative divergent thinking are moderated by changes in inhibition control. *Brain Structure and Function, 225*(6), 1691–1704.

Kiesler, D. J., Schmidt, J. A., & Wagner, C. C. (1997). A circumplex inventory of impact messages: An operational bridge between emotion and interpersonal behavior. In R. Plutchik & H. R. Conte (Eds.), *Circumplex models of personality and emotions* (pp. 221–244). American Psychological Association.

Kipper, D. A., Davelaar, P. S., & Herst, S. (2009). The relationship between spontaneity and inhibition. *The Arts in Psychotherapy, 36*(5), 329–334.

Kolb, D. A. (2014). *Experiential learning: Experience as the source of learning and development.* FT press.

Koppett, K. (2023). *Training to imagine: Practical improvisational theatre techniques for trainers and managers to enhance creativity, teamwork, leadership, and learning.* Routledge.

Kramer, G., & Ploesch, R. (2021). *Improvised theatre and the autism spectrum: A practical guide to teaching social connection and communication skills.* Routledge.

Krueger, K. R., Murphy, J. W., & Bink, A. B. (2019). Thera-prov: A pilot study of improv used to treat anxiety and depression. *Journal of Mental Health, 28*(6), 621–626.

Lackner, R. (2021). *Stabilisierung in der Traumabehandlung.* Springer.

Lambert, M. J., & Ogles, B. M. (2004). The efficacy and effectiveness of psychotherapy. In MJ Lambert (Ed.), *Bergin and Garfields handbook of psychotherapy and behavior change* (pp. 139–193). New York: Wiley.

Leary, T. (1957). *Interpersonal diagnosis of personality: A functional theory and methodology for personality evaluation.* Ronald Press.

LeDoux, J. (2003). The Emotional Brain, Fear, and the Amygdala. *Cellular and Molecular Neurobiology, 23*(4), 727–738. https://doi.org/10.1023/A:1025048802629

Lewinsohn, P. M., Biglan, A., & Zeiss, A. M. (1976). Behavioral treatment of depression. In P. O. Davidson (Ed.), *The Behavioral Management of Anxiety, Depression and Pain*, 91–146. Brunner/Mazel.

Lindquist, L. A., Liggett, A., Muhammad, R., Seltzer, A., Kim, K.-Y. A., Barish, B., Wagner, A., & Ramirez-Zohfeld, V. (2021). Effects of improv training on older adults in a long term care facility. *Gerontology and Geriatric Medicine, 7*, 23337214211016111.

Liu, S., Chow, H. M., Xu, Y., Erkkinen, M. G., Swett, K. E., Eagle, M. W., Rizik-Baer, D. A., & Braun, A. R. (2012). Neural correlates of lyrical improvisation: An fMRI study of freestyle rap. *Scientific Reports, 2*(1), 834.

Lösel, G. (2013). *Das Spiel mit dem Chaos: Zur Performativität des Improvisationstheaters.* transcript Verlag.

Maier, S. F., & Seligman, M.E. P. (2016). Learned helplessness at fifty: Insights from neuroscience. *Psychological Review, 123*(4), 349.

McCullough Jr, J. P. (2003). *Treatment for chronic depression: Cognitive behavioral analysis system of psychotherapy (CBASP)*. New York: Guilford Press.

McWain, A. (2015). *Jazz practice ideas with your real book: Using your fake book to efficiently practice jazz improvisation, while studying jazz harmony, ear training, and jazz composition (~ for beginner and intermediate jazz musicians)*. Fuller Street Music & Media.

Mehta, A., & Fessell, D. (2022). Improvisation in the time of a pandemic: Field notes on resilience. *Journal of Graduate Medical Education, 14*(1), 13–17.

Méndez-Martínez, E., & Fernández-Río, J. (2021). Mermaids, dogs and chameleons: Theatrical improvisation in adolescents with Asperger's Syndrome. *International Journal of Inclusive Education, 25*(4), 482–498.

Miller, B. L., Boone, K., Cummings, J. L., Read, S. L., & Mishkin, F. (2000). Functional correlates of musical and visual ability in frontotemporal dementia. *The British Journal of Psychiatry, 176*(5), 458–463.

Mobbs, D., Greicius, M. D., Abdel-Azim, E., Menon, V., & Reiss, A. L. (2003). Humor modulates the mesolimbic reward centers. *Neuron, 40*(5), 1041–1048.

Moreno, J. L. (1953). *Who shall survive? Foundations of sociometry, group psychotherapy and psychodrama*. Beacon, NY: Beacon House.

Moreno, J. L. (1987). *The essential Moreno: Writings on psychodrama, group method, and spontaneity* (J. Fox, Ed.). Springer Publishing Company.

Moritz, S., Birkner, C., Kloss, M., Jacobsen, D., Fricke, S., Böthern, A., & Hand, I. (2001). Impact of comorbid depressive symptoms on neuropsychological performance in obsessive-compulsive disorder. *Journal of Abnormal Psychology, 110*(4), 653.

Morse, L. A., Xiong, L., Ramirez-Zohfeld, V., Anne, S., Barish, B., & Lindquist, L. A. (2018). Humor doesn't retire: Improvisation as a health-promoting intervention for older adults. *Archives of Gerontology and Geriatrics, 75*, 1–5.

Museum of Modern Art New York. (2023). *The artist is present*. https://www.moma.org/learn/moma_learning/marina-abramovic-marina-abramovic-the-artist-is-present-2010/

Nees, F. (2021). *Den inneren Kritiker zum Lachen bringen*. Weinheim: Beltz.

Nestor, B. A., Sutherland, S., & Garber, J. (2022). Theory of mind performance in depression: A meta-analysis. *Journal of Affective Disorders, 303*, 233–244.

Oerter, R. (1999). *Psychologie des Spiels: Ein handlungstheoretischer Ansatz*. Beltz.

Pastoors, S., Becker, J. H., Ebert, H., & Auge, M. (2019). *Praxishandbuch werteorientierte Führung. Kompetenzen erfolgreicher Führungskräfte im 21. Jahrhundert*. Springer.

Phillips Sheesley, A., Pfeffer, M., & Barish, B. (2016). Comedic improv therapy for the treatment of social anxiety disorder. *Journal of Creativity in Mental Health*, *11*(2), 157–169.

Premack, D., & Woodruff, G. (1978). Does the chimpanzee have a theory of mind? *Behavioral and Brain Sciences*, *1*(4), 515–526. https://doi.org/DOI: 10.1017/S0140525X00076512

Ramseyer, F., & Tschacher, W. (2014). Nonverbal synchrony of head- and body-movement in psychotherapy: different signals have different associations with outcome. *Frontiers in Psychology*, *5*, 979. https://doi.org/10.3389/fpsyg.2014.00979

Reid-Wisdom, Z., & Perera-Delcourt, R. (2022). Perceived effects of improv on psychological wellbeing: A qualitative study. *Journal of Creativity in Mental Health*, *17*(2), 246–263.

Rief, W., Schramm, E., & Strauß, B. (2021). *Psychotherapie: Ein kompetenzorientiertes Lehrbuch*. Elsevier.

Roelofs, K. (2017). Freeze for action: Neurobiological mechanisms in animal and human freezing. *Philosophical Transactions of the Royal Society B: Biological Sciences*, *372*(1718), 20160206.

Rogers, C. (2012). *Client Centered Therapy (New Ed)*. Hachette UK.

Rogers, C. & Farson, R. E. (1957). *Active listening*. Industrial Relations Center of the University of Chicago Chicago, IL.

Romanelli, A., & Berger, R. (2018). The ninja therapist: Theater improvisation tools for the (daring) clinician. *The Arts in Psychotherapy*, *60*, 26–31.

Romanelli, A., Tishby, O., & Moran, G. S. (2017). »Coming home to myself«: A qualitative analysis of therapists' experience and interventions following training in theater improvisation skills. *The Arts in Psychotherapy*, *53*, 12–22.

Safran, J. D., Muran, J. C., & Eubanks-Carter, C. (2011). Repairing alliance ruptures. *Psychotherapy (Chicago, Ill.)*, *48*(1), 80–87. https://doi.org/10.1037/a0022140

Saxena, P., Dubey, A., & Pandey, R. (2011). Role of emotion regulation difficulties in predicting mental health and well-being. *SIS Journal of Projective Psychology & Mental Health*, *18*(2), 147–155.

Schinko-Fischli, S. (2018). *Angewandte Improvisation für Coaches und Führungskräfte*. Springer.

Schnell, K., Bluschke, S., Konradt, B., & Walter, H. (2011). Functional relations of empathy and mentalizing: An fMRI study on the neural basis of cognitive empathy. *NeuroImage*, *54*(2). https://doi.org/10.1016/j.neuroimage.2010.08.024

Schurz, M., Radua, J., Tholen, M. G., Maliske, L., Margulies, D. S., Mars, R. B., Sallet, J., & Kanske, P. (2021). Toward a hierarchical model of social cognition: A neuroimaging meta-analysis and integrative review of empathy and theory of mind. *Psychological Bulletin, 147*(3), 293.

Schwenke, D., Dshemuchadse, M., Rasehorn, L., Klarhölter, D., & Scherbaum, S. (2021). Improv to improve: The impact of improvisational theater on creativity, acceptance, and psychological well-being. *Journal of Creativity in Mental Health, 16*(1), 31–48.

Seligman, M. E. P. (1972). Learned helplessness. *Annual Review of Medicine, 23*(1), 407–412.

Seth, A. K., & Tsakiris, M. (2018). Being a beast machine: The somatic basis of selfhood. *Trends in Cognitive Sciences, 22*(11), 969–981.

Shiffman, S., Stone, A. A., & Hufford, M. R. (2008). Ecological momentary assessment. *Annu. Rev. Clin. Psychol., 4*, 1–32.

Soldz, S., Budman, S., Demby, A., & Merry, J. (1993). Representation of personality disorders in circumplex and five-factor space: Explorations with a clinical sample. *Psychological Assessment, 5*(1), 41.

Sowden, P. T., Clements, L., Redlich, C., & Lewis, C. (2015). Improvisation facilitates divergent thinking and creativity: Realizing a benefit of primary school arts education. *Psychology of Aesthetics, Creativity, and the Arts, 9*(2), 128.

Sperry, L., Carlson, J., Sauerheber, J. D., & Sperry, J. (2014). *Psychopathology and psychotherapy: DSM-5 diagnosis, case conceptualization, and treatment.* Routledge.

Sperry, L., & Sperry, J. (2023). *Core Clinical Competencies in Counseling and Psychotherapy: Becoming a Highly Competent and Effective Therapist.* Taylor & Francis.

Spinhoven, P., van Hemert, A. M., & Penninx, B. W. (2018). Repetitive negative thinking as a predictor of depression and anxiety: A longitudinal cohort study. *Journal of Affective Disorders, 241*, 216–225. https://doi.org/10.1016/j.jad.2018.08.037

Spinka, M., Newberry, R. C., & Bekoff, M. (2001). Mammalian play: Training for the unexpected. *The Quarterly Review of Biology, 76*(2), 141–168.

Spolin, V. (1999). *Improvisation for the theater: A handbook of teaching and directing techniques.* Northwestern University Press.

Stein, A., & Stein, H. (1987). *Kreativität. Psychoanalytische und philosophische Aspekte.* Bonz Verlag.

Stein, M., Weyerstall, M., & Schnell, K. (in prep.). Effects of applied improvisation in inpatient depression treatment.

Stevens, J. (2012). Stand up for dementia: Performance, improvisation and stand up comedy as therapy for people with dementia; a qualitative study. *Dementia, 11*(1), 61–73.

Stietz, J., Jauk, E., Krach, S., & Kanske, P. (2019). Dissociating empathy from perspective-taking: Evidence from intra-and inter-individual differences research. *Frontiers in Psychiatry, 10*, 126.

Strack, F., Martin, L. L., & Stepper, S. (1988). Inhibiting and facilitating conditions of the human smile: A nonobtrusive test of the facial feedback hypothesis. *Journal of Personality and Social Psychology, 54*(5), 768.

Sugiyama, C., Koseki, S., Niikawa, Y., Ito, D., Takahashi, F., & Ishikawa, R. (2021). Applied improvisation enhances the effects of behavioral activation on symptoms of depression and PTSD in high school students affected by the Great East Japan Earthquake. *Frontiers in Psychology, 12*, 687906.

Tschacher, W., Storch, M., Hüther, G., & Cantieni, B. (2022). *Embodiment: Die Wechselwirkung von Körper und Psyche verstehen und nutzen* (4. Aufl.). Hogrefe.

Tuschen-Caffier, B., & van Gemmeren, B. (2009). Problem- und Verhaltensanalyse. In J. Margraf, S. Schneider (Hrsg.), *Lehrbuch Der Verhaltenstherapie: Band 1: Grundlagen, Diagnostik, Verfahren, Rahmenbedingungen* (S. 363–375). Springer.

Van der Kolk, B. (2023). *Verkörperter Schrecken: Traumaspuren in Gehirn, Geist und Körper und wie man sie heilen kann*. G.P. Probst Verlag.

Van der Kolk, B. A. (2003). The neurobiology of childhood trauma and abuse. *Child and Adolescent Psychiatric Clinics, 12*(2), 293–317.

Watson, K. (2011). Perspective: serious play: Teaching medical skills with improvisational theater techniques. *Academic Medicine, 86*(10), 1260–1265.

Weber, H., Loureiro de Assunção, V., Martin, C., Westmeyer, H., & Geisler, F. C. (2014). Reappraisal inventiveness: The ability to create different reappraisals of critical situations. *Cognition & Emotion, 28*(2), 345–360.

West, C. P., Dyrbye, L. N., Sinsky, C., Trockel, M., Tutty, M., Nedelec, L., Carlasare, L. E., & Shanafelt, T. D. (2020). Resilience and burnout among physicians and the general US working population. *JAMA Network Open, 3*(7), e209385-e209385.

Wetzel, R., & Tint, B. (2019). Using Applied Improvisation for Organizational learning in the Red Cross Red Crescent Climate Centre. *Sensuous Learning for Practical Judgment in Professional Practice: Volume 2: Arts-Based Interventions*, 47–73.

Wollmer, M. A., Magid, M., Kruger, T. H. C., & Finzi, E. (2022). Treatment of depression with botulinum toxin. *Toxins, 14*(6), 383.

World Health Organization (2004). *ICD 10: International statistical classification of diseases and related health problems* (2nd ed.). World Health Organization.

World Health Organization (2022). *ICD 11: International statistical classification of diseases and related health problems*. World Health Organization.

Wu, X., Guo, T., Tan, T., Zhang, W., Qin, S., Fan, J., & Luo, J. (2019). Superior emotional regulating effects of creative cognitive reappraisal. *Neuroimage, 200*, 540–551.

Wu, X., Guo, T., Tang, T., Shi, B., & Luo, J. (2017). Role of creativity in the effectiveness of cognitive reappraisal. *Frontiers in Psychology, 8*, 1598.

Zelenski, A. B., Saldivar, N., Park, L. S., Schoenleber, V., Osman, F., & Kraemer, S. (2020). Interprofessional improv: Using theater techniques to teach health professions students empathy in teams. *Academic Medicine, 95*(8), 1210–1214.

Zhou, H.-X., Chen, X., Shen, Y.-Q., Li, L., Chen, N.-X., Zhu, Z.-C., Castellanos, F. X., & Yan, C.-G. (2020). Rumination and the default mode network: Meta-analysis of brain imaging studies and implications for depression. *Neuroimage, 206*, 116287.

Zusatzmaterial zum Download

Die Zusatzmaterialien[5] können Sie unter folgendem Link herunterladen:

 https://dl.kohlhammer.de/978-3-17-043979-5

Die Zusatzmaterialien beinhalten alle Übungen, auf die im Buch Bezug genommen wird, sowie eine große Anzahl weiterer Übungen. Diese sind in der Tabelle im ▶ Kap. 6 aufgelistet.

---

5 Wichtiger urheberrechtlicher Hinweis: Alle zusätzlichen Materialien, die im Download-Bereich zur Verfügung gestellt werden, sind urheberrechtlich geschützt. Ihre Verwendung ist nur zum persönlichen und nichtgewerblichen Gebrauch erlaubt. Jede Verwendung außerhalb der engen Grenzen des Urheberrechts ist ohne Zustimmung des Verlags unzulässig und strafbar. Das gilt insbesondere für Vervielfältigungen, Übersetzungen, Mikroverfilmungen und für die Einspeicherung und Verarbeitung in elektronischen Systemen.